"十三五"国家重点图书出版规划项目
天津市重点出版扶持项目

"癌症知多少"
新媒体健康科普丛书
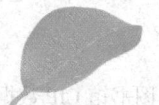

肝 癌

丛书主编 樊代明 郝希山
主　编 宋天强

天津出版传媒集团
天津科技翻译出版有限公司

图书在版编目(CIP)数据

肝癌 / 宋天强主编. — 天津 : 天津科技翻译出版
有限公司, 2022.3
　("癌症知多少"新媒体健康科普丛书 / 樊代明, 郝希山主编)
　ISBN 978-7-5433-4102-9

　Ⅰ.①肝… Ⅱ.①宋… Ⅲ.①肝癌–诊疗 Ⅳ.
①R735.7

　中国版本图书馆 CIP 数据核字(2021)第 018354 号

肝癌

GAN'AI

出　　版:天津科技翻译出版有限公司
出 版 人:刘子媛
地　　址:天津市南开区白堤路 244 号
邮政编码:300192
电　　话:(022)87894896
传　　真:(022)87895650
网　　址:www.tsttpc.com
印　　刷:天津海顺印业包装有限公司分公司
发　　行:全国新华书店
版本记录:710mm×1000mm 16 开本　8 印张　100 千字
　　　　2022 年 3 月第 1 版　2022 年 3 月第 1 次印刷
　　　　定价:28.00 元

丛书编委会

丛书主编

樊代明　　郝希山

丛书副主编

詹启敏　　于金明　　张岂凡　　季加孚　　王红阳　　赫　捷

李　强　　郭小毛　　徐瑞华　　朴浩哲　　吴永忠　　王　瑛

执行主编

王　瑛

执行副主编

支修益　　赵　勇　　田艳涛　　秦　茵　　陈小兵

插　画

张梓贤

编　者（按姓氏汉语拼音排序）

艾星浩　　巴　一　　白　冰　　白　燕　　包　旭　　卜　庆

步召德　　蔡清清　　曹　振　　曹家燕　　曹伟新　　曹旭晨

陈　静　　陈　璐　　陈　平　　陈　彤　　陈　伟　　陈　妍

陈　艳　　陈　燕　　陈　宇　　陈翱翔　　陈昌贤　　陈点点

陈公琰　　陈金良　　陈警之　　陈凯琳　　陈可欣　　陈茂艳

陈倩倩　　陈田子　　陈婷婷　　陈希伟　　陈小兵　　陈小岑

陈小燕　　陈晓锋　　陈永顺　　陈育红　　陈昱丞　　陈治宇

陈子华　　陈祖锦　　程　熠　　程亚楠　　迟志宏　　丛明华

崔云龙	崔兆磊	戴东	丁超	董丽	董阿茹汗
董凤齐	董恒磊	董晓璠	杜娟	杜强	杜玉娟
段峰	段梦	段振东	范彪	范志松	方小洁
房锋	封磊	冯莉	冯敏	冯丽娜	冯梦晗
冯梦宇	付强	高婕	高劲	高明	高申
高炜	高秀	高岩	高伟健	弓晓媛	宫本法
关海霞	关莎莎	郭志	郭丹丹	郭婧瑶	郭姗琦
韩晶	何浩	何朗	何流	何毅	何帮顺
何江弘	何亚琳	和芳	贺斌	贺瑾	洪雷
侯秀坤	胡海涛	胡耐博	胡文雪	胡筱蓉	黄河
黄鼎智	黄慧强	黄金超	黄梅梅	黄敏娜	黄诗雄
黄文倩	黄育北	季科	季鑫	季加孚	季耘含
贾佳	贾晓燕	贾英杰	贾子豫	姜文奇	姜志超
蒋微琴	焦杰	金辉	金鹏	金希	金鑫
金雪	荆丽	井艳华	阚艳艳	康文哲	孔学
孔大陆	孔凡铭	孔轻轻	孔雨佳	雷海科	黎军和
李琛	李方	李红	李洁	李静	李娟
李力	李玲	李凌	李宁	李圃	李倩
李荣	李薇	李艳	李燕	李洋	李盈
李莹	李勇	李春波	李大鹏	李冬云	李昉璇
李国强	李海鹏	李虹义	李虎子	李惠霞	李慧锴
李慧莉	李家合	李嘉临	李建丽	李静燃	李利娟
李萌辉	李姝颖	李维坤	李文桦	李文杰	李文涛
李小江	李小梅	李晓东	李雅楠	李勇强	李之华
李志领	李志铭	李治中	力超	梁峰	梁菁
梁金晓	梁晓峰	廖书恒	廖正凯	林宁	林源
林立森	林贤东	林晓琳	林仲秋	凌小婷	刘晨

刘 刚	刘 昊	刘 洁	刘 姗	刘 涛	刘 巍
刘 妍	刘 阳	刘 颖	刘 昭	刘兵城	刘博文
刘长富	刘东伯	刘东明	刘冬妍	刘端祺	刘合利
刘红利	刘宏根	刘慧龙	刘家成	刘嘉寅	刘俊田
刘凌翔	刘盼盼	刘荣凤	刘少华	刘潇濛	刘晓园
刘筱迪	刘彦芳	刘艳霞	刘耀升	刘云鹤	刘云涛
刘志敏	卢仁泉	卢小玲	卢致辉	鲁军帅	鲁苗苗
陆 鸣	陆 舜	陆 苏	路 娜	吕 强	罗迪贤
罗志芹	马 虎	马 帅	马 薇	马翻过	马福海
马婷婷	马蔚蔚	马雪玲	孟晓敏	牟睿宇	穆 瀚
聂 蔓	宁晓红	牛文博	潘 杰	齐立强	齐文婷
强万敏	秦 磊	秦健勇	邱 红	邱录贵	曲秀娟
瞿慧敏	饶群仙	任 越	任大江	荣维淇	汝 涛
沙永生	单玉洁	邵欣欣	邵志敏	佘 彬	申 鹏
沈 琦	沈 倩	沈文斌	施咏梅	石 晶	石 倩
石 燕	石汉平	司同国	思志强	宋晨歌	宋春花
宋天强	宋亦军	苏 畅	苏 玲	孙 婧	孙 鹏
孙 颖	孙彬栩	孙凌宇	孙文茜	孙现军	孙潇楠
孙雪影	孙艳霞	谭 健	谭先杰	汤 东	唐 凤
唐丽丽	田 洁	田艳涛	汪 艳	王 飞	王 峰
王 杰	王 洁	王 科	王 莉	王 龙	王 琦
王 蕊	王 飒	王 潇	王 欣	王 鑫	王 迎
王 盈	王 莹	王 宇	王 钊	王 勐	王艾红
王安强	王炳智	王丹鹤	王凤华	王海楠	王会英
王建祥	王建正	王晶晶	王景文	王军轶	王丽娟
王楠娅	王书奎	王舒朗	王晰程	王夏妮	王潇潇
王晓群	王艳晖	王玉栋	王玉珏	王园园	王志惠

隗汶校	魏 华	魏 凯	魏立强	魏丽娟	魏述宁
魏松锋	魏振军	闻淑娟	邬明歆	吴 楠	吴 琼
吴尘轩	吴航宇	吴小华	吴晓江	吴延升	吴胤瑛
吴月奎	伍晓汀	武 强	武佩佩	武云婷	夏 奕
向 阳	肖 健	肖 莉	肖书萍	谢玲玲	信 文
邢金良	邢晓静	熊 斌	熊青青	徐 泉	徐 彦
徐慧婷	徐瑞华	徐晓琴	许红霞	许婧钰	闫 东
阎 玲	严 颖	颜 兵	杨 波	杨 丹	杨 航
杨 丽	杨 敏	杨 双	杨合利	杨隽钧	杨李思瑞
杨佩颖	杨伟伟	杨子鑫	姚剑峰	叶 枫	易 丹
易峰涛	易树华	尹 玉	尹如铁	尤 俊	于 歌
于海鹏	于仁文	于晓宇	虞 夏	虞永峰	袁 航
运新伟	翟晓慧	战淑珺	张 斌	张 晨	张 帆
张 红	张 寰	张 慧	张 霁	张 娇	张 晶
张 莉	张 龙	张 蕊	张 倜	张 伟	张 玮
张 雯	张 欣	张 雪	张 瑶	张广吉	张国辉
张海波	张宏艳	张建军	张建伟	张丽丽	张凌云
张梦迪	张青向	张庆芬	张汝鹏	张师前	张炜浩
张潇潇	张小田	张笑颖	张玄烨	张雪娜	张瑶瑶
张亚萍	张一楠	张玉敏	张跃伟	张蕴超	张梓贤
赵 静	赵 峻	赵 坤	赵 群	赵 婷	赵 玮
赵 雯	赵 勇	赵洪猛	赵敬柱	赵林林	赵颂贤
赵锡江	赵志丽	郑 莹	郑爱民	郑传胜	郑华川
郑向前	支修益	只璟泰	周 晨	周 晶	周 岚
周 琦	周洪渊	周丽芯	朱 玲	朱津丽	朱晓黎
朱晓琳	朱颖杰	庄则豪	邹冬玲	邹燕梅	邹征云
左 静					

《肝癌》编委会

主 编

宋天强

副主编

崔云龙　　张 伟

编 者（按姓氏汉语拼音排序）

包 旭	陈 璐	陈 平	崔云龙	房 锋	孔大陆
李慧锴	刘 晨	刘东明	刘潇濛	马蔚蔚	穆 瀚
汝 涛	宋天强	魏 凯	武 强	熊青青	于 歌
张 倜	张 伟	张青向	周洪渊	朱晓琳	

丛书前言一

匠心精品，科普为民

人类认识癌症的历史源远流长。无论是古希腊时期的希波克拉底，还是中国古代的《黄帝内经》等早期医学文献，都曾系统描述过癌症。20世纪下半叶以来，世界癌症发病人数与死亡人数均呈快速上升趋势，尤其是20世纪70年代以后，癌症发病率以年均3%~5%的速度递增。癌症已成为当前危害人类健康的重大疾病。

我国自改革开放以来，经济、社会、环境及人们的生活方式都发生了变化，目前正快速步入老龄化社会，这导致我国在肿瘤患者人数快速增长的同时，癌谱也发生了较大变化。在我国，发达国家高发的肺癌、乳腺癌、结直肠癌的发病率迅速上升，发展中国家高发的胃癌、肝癌、食管癌等的发病率亦居高不下，形成发达国家与发展中国家癌谱交融的局面，这给我国的肿瘤防治工作带来了较大挑战。

为了推动肿瘤科普精品创作，为公众和广大患者提供一套权威、科学、实用、生动的科普丛书，在中国科学技术协会的大力支持下，中国抗癌协会组织数百位国内肿瘤专家，集体编写了本套丛书。

丛书的作者都是活跃在我国肿瘤科普领域的专家，通过讲座、访谈、文章等多种形式为广大群众特别是肿瘤患者及其家属答疑解惑，消除癌症认知误区，推进癌症的早诊早治。他们的经验积累和全心投入是本套丛书得以出版的基础。

本套丛书满足了两方面的需求：

一是大众的需求。中国抗癌协会通过各地肿瘤医院、肿瘤康复网站、康复会、患友会等组织问卷调研，汇总常见问题，以保证专家回答的问题是读者最关心和最渴望知道答案的问题。

二是医生的需求。在日常工作中，临床医生要用很大一部分时间来回答患者一些重复率非常高的问题。如果能把这些问题汇总，统一进行细致深入的解答，以图书的形式提供给患者及其家属，不仅能为临床医生节省很多时间，同时也能大大提高诊疗的效率。

丛书的出版不是终点，而是一个起点。本套丛书将配合中国抗癌协会每年的世界癌症日、全国肿瘤防治宣传周等品牌活动，以及肺癌、乳腺癌关注月等各类单病种的宣传活动，通过讲座与公益发放相结合的形式，传播防癌抗癌新知识，帮助患者树立战胜癌症的信心，普及科学合理的规范化治疗方法，全面落实癌症三级预防的总体战略。

本套丛书是集体智慧的结晶。衷心感谢中国科学技术协会对丛书的鼎力支持，感谢百忙之中为丛书的编写投入巨大精力的各位专家，感谢为丛书出版做了大量细致工作的出版社编辑，也感谢所有参与丛书筹备组稿工作的中国抗癌协会秘书处的工作人员。

希望本套丛书的出版能为国家癌症防治事业做一份贡献，为大众健康谋一份福祉。

郝希山

中国抗癌协会名誉理事长
中国工程院院士

丛书前言二

肿瘤防治，科普先行

一、肿瘤防治，科普先行

1. 健康科普，国家之需求

2016年，习近平总书记在"科技三会"上指出，"科技创新、科学普及是实现创新发展的两翼，要把科学普及放在与科技创新同等重要的位置。"这是中央领导从国家发展战略高度对新的历史时期科普工作和科普产业发展的新部署和新要求。2017年，"健康中国"作为国家基本发展战略被写进十九大报告，报告明确提出"健康中国行动"的主要任务就是实施健康知识普及行动。

2. 肿瘤科普，卫生事业之需求

恶性肿瘤的病因预防为一级预防；通过筛查而早期诊断，以提高肿瘤疗效为二级预防。世界卫生组织（WHO）认为，40%以上的癌症可以预防。恶性肿瘤的发生是机体与环境因素长期相互作用的结果，因此，肿瘤预防应贯穿于日常生活中并长期坚持。肿瘤预防在于降低发病率和死亡率，从而减少国家医疗资源的消耗，减轻恶性肿瘤对国民健康的危害和社会、家庭的经济负担。

3. 肿瘤科普，公众之需求

大数据表明，在中国，健康与医疗科普相关词条占总搜索量的57%。2017年国人关注度最高的10种疾病中，"肿瘤"的搜索量超过36亿次，跃居十大疾病之首，之后连续数年蝉联关注榜首位。这一方面说明公众对肿瘤科普有巨大需求，同时也反映了公众对癌症的恐慌情绪。一次次名人患癌事件、一段段网络泛滥的癌症谣言，时时处处诱发公众"谈癌色变"的心理。因此，消除癌症误区、建立正确的防癌观念是当前公民健康领域最重要的科普任务，肿瘤医学工作者责无旁贷。

4.肿瘤科普，患者之需求

恶性肿瘤严重威胁人类健康和社会发展。随着肿瘤发病率持续上升、患者生存期延长、个体对自身疾病的关注增加、患者参与诊疗决策的意愿不断增强，肿瘤科普已经成为刚性需求，涉及预防、诊疗、康复、护理、心理、营养等诸多领域。

5.肿瘤科普，大健康产业之需求

随着科普产业的进步和成熟，一批像果壳网、知乎、今日头条等科普资讯平台迅速发展壮大，成为国家发展科普产业的骨干力量。今天的科普产业正在走出科普场馆建设与运营、科普图书出版与发行、科普影视制作与传播、科普展教器具制作与展示等传统形式，迈向经济建设与社会发展更为广阔的前沿领域。科普的产业形态呈多元化发展，科普出版、科普影视、科普动漫与游戏、科普网站、科普旅游、科普会展、科普教育、科普创意设计服务等实体平台百花齐放。随着人口老龄化的加剧，肿瘤科普产业的规模正在不断扩大，这必将催生高水平多元化的科普产品。肿瘤防治，科普先行，利国利民。

二、科普先行，路在脚下

中国抗癌协会作为我国肿瘤学领域最重要的国家一级协会，在成立之日起，就把"科普宣传"和"学术交流"放在同等重要的位置，30多年来，在肿瘤科普工作中耕耘不辍，秉持公心，通过调动行业资源和专家资源，面向公众和患者广泛开展了内容丰富、形式多样的抗癌科普宣传。通过长期实践，协会独创出"八位一体"的科普组织体系（团队－活动－基地－指南－作品－培训－奖项－媒体），为我国肿瘤防治科普事业的模式创新和路径探索做出了重要贡献。

中国抗癌协会自1995年创建"全国肿瘤防治宣传周"活动，经过近30年的洗练，已成为肿瘤领域历史最悠久、规模和影响力最大、社会效益最好的品牌科普活动。养成良好的生活方式、早诊早治、保证有效治疗、提高患者生存质量等防癌抗癌理念逐步深入人心。从 2018 年开始，中国抗癌协会倡议将每年的 4 月 15 日设为"中国抗癌日"，并组织全国性的肿瘤科普宣传活动。

科普精品是科普宣传的最重要武器。中国抗癌协会的几代学者，传承接力，倾心致力于权威科普作品的创作，为公众和患者奉献了数量众多的科普精品。2012 年至今 10 年时间里，中国抗癌协会本着工匠精神，组织数百名专家编写了本套丛书(共 20 个分册)，采用问答的形式，集中回答了公众及患者在癌症预防、诊疗中的常见疑问。目前本套丛书已入选"国家出版基金项目""'十三五'国家重点图书出版规划项目""天津市重点出版扶持项目"等多个项目，取得了良好的社会效益。

随着近年来临床新进展不断涌现，新技术、新方法、新药物不断应用于临床，协会牵头组织广大专家，将防癌抗癌领域的最新知识奉献给广大读者朋友，帮助公众消除癌症误区，科学理性地防癌抗癌，提升公众的科学素养，为肿瘤防治事业贡献力量。

书之为用，传道解惑。科普创作有四重境界，即权威、科学、实用、生动。我们只为一个目标：让癌症可防可控。

肿瘤防治，科普先行；科普先行，路在脚下。

中国抗癌协会理事长
中国工程院院士

前　言

　　全球每年新发肝癌约有 100 万人,中国约占 50%。西方国家的肝癌患者在发现时多数为早中期, 而中国的肝癌患者在发现时多数已属中晚期。与乙肝相关的肝炎是肝癌的重要发病因素,占原发性肝癌病因的 80%~90%。

　　近年来,随着手术、分子靶向治疗和免疫治疗的发展,肝癌的治疗已经取得突破性的进展。中晚期的肝癌患者也是可以治疗的,并且有一小部分患者仍有治愈的机会。因此,有必要通过科普的形式,向大众普及肝癌预防和早诊断、早治疗方面的知识。对于早期肝癌患者,要做到早发现、早治疗;而对中晚期肝癌患者,则应普及肝癌治疗的最新进展,将治疗甚至部分可治愈的机会和希望带给患者。

　　本书充分体现了目前肝癌治疗领域的国内、外的最新进展,以及最新的临床经验总结,如肝癌的靶向治疗进展、免疫治疗进展、新药临床试验、肝转移癌的治疗进展,以及肝癌的介入治疗进展等。

　　在本书出版过程中,得到了郝希山院士的大力支持。衷心感谢郝希山院士在百忙之中悉心指导;特别感谢我科全体人员,以及放射科、病理科、介入科、消化肿瘤内科、超声科、放疗科各位同仁的同心协力和集思广益,还要感谢马蔚蔚、于歌、陈璐、熊青青、包旭等医生,利用大量宝贵的业余时间,一丝不苟地整理资料,使本书得以早日完成。最后，我们还要向所有为本书的编写和出版提供无私帮助的同仁表示诚挚的谢意。

　　尽管此书能够反映目前肝癌的最新进展，但鉴于肝癌的治疗进展日新月异，在本书出版的过程中，可能又有新的诊疗进展，我们将继续通过网络或其他途径及时更新。让我们一同努力，争取把肝癌的治疗水平提升到新的高度。

2022 年 1 月

目　　录

第一章　关于肝癌的基本知识

第二章　肝癌的病因

第三章　肝癌的临床表现

第四章　肝癌的诊断与鉴别诊断

第五章 肝癌的微创治疗、放化疗和中药治疗

第六章 肝癌的手术治疗

第七章　肝癌的介入治疗

第八章　肝癌的饮食治疗和心理治疗

第九章　肝癌的其他治疗方法

第十章　肝转移癌

第十一章　肝癌新药的临床试验

第一章 ◀▮

关于肝癌的基本知识

▶▶ 肝脏在人体的什么位置？

肝脏大部分位于右上腹，小部分位于左上腹，是人体最大的重要实质性脏器，一般重为1100~1500g。正常的肝脏外观呈红褐色，质软而脆，并且有一定的活动度，可随体位的改变和呼吸而上下移动。人在直立位时肝上界与膈穹隆的位置一致，约在右侧第五肋间（相当于叩诊的相对浊音界）；肝下界一般不超出肋弓。正常情况在肋缘下摸不到肝脏，而小儿多在肋缘下可触及肝脏。

▶▶ 肝脏像肺一样分成左右两叶吗？

肝脏本身是一个整体，并不像肺一样分为左右两叶。但在临床上以镰状韧带为界，分为左右两叶。肝左叶小而薄，肝右叶大而厚。在实际外科解剖中，是以肝中静脉为界，分为左右两叶。临床上还有五叶六段法和五叶十段法等。

▶▶ 肝脏有什么作用？

肝脏为人体最大的实质性器官，被称为"人体的综合化工厂"。肝脏在人体内起到非常重要的作用。

（1）参与人体代谢：人体所需的碳水化合物、蛋白质、脂肪、维生素、激素都是通过肝脏或在肝脏的参与下完成代谢的。肝脏也参与胆汁生成和排泄的过程，胆汁经肝细胞制造和分泌后，经胆管运送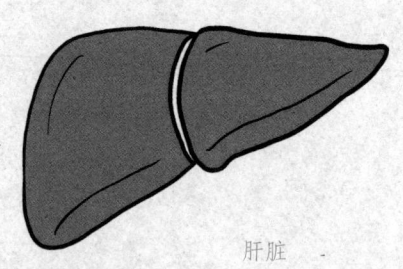

肝脏

到胆囊，进行浓缩和排放，而胆汁能帮助小肠内脂肪的消化和吸收。

（2）参与解毒：人体代谢过程中产生的废物及外来的毒物、毒素和代谢分解的产物，都通过肝内解毒。

（3）参与血液凝固功能：人体内大部分的凝血因子都由肝脏制造，

肝脏对凝血系统功能的动态平衡起重要作用。肝功能损害的严重程度与凝血障碍程度相关,肝衰竭患者常死于出血。

(4)参与免疫功能:肝脏是最大的网状内皮细胞吞噬系统,因此与免疫能力有密切关系。

(5)肝脏的其他功能:肝脏参与人体血容量、热量的产生,以及水、电解质的调节。

肝脏有哪些常见疾病?

肝脏常见的疾病有脂肪肝、酒精肝、病毒性肝炎、胆石症、肝硬化、肝癌、自身免疫性肝病等。

什么是肝癌? 一般分为几种?

肝癌是指发生于肝脏的恶性肿瘤,包括原发性肝癌和转移性肝癌两种,人们日常说的肝癌大多指的是原发性肝癌。原发性肝癌是临床上最常见的恶性肿瘤之一,按细胞分型可分为肝细胞型肝癌、胆管细胞型肝癌及混合型肝癌;按肿瘤大小分为结节型、豆块型和弥漫型。转移性肝癌是指其他脏器的恶性肿瘤转移至肝脏。

肝癌和肝脏肿瘤是什么关系?

肝脏肿瘤是指发生在肝脏部位的肿瘤病变,包括良性和恶性两种。肝脏良性肿瘤较少见,如血管瘤。肝癌是肝脏恶性肿瘤的一种,是来源于肝细胞的恶性肿瘤。

肝脏的良性肿瘤有哪些?

肝脏的良性肿瘤包括肝细胞腺瘤、肝管细胞腺瘤、肾上腺残余瘤、血管瘤、错构瘤等,还有中胚层组织的良性肿瘤,如脂肪瘤、纤维瘤、混合瘤等。

3

▇▶ 肝占位性病变是指肝癌吗?

所谓肝占位性病变是指在正常肝脏 B 超的均匀回声或 CT 的均匀密度上,肝实质内出现的异常回声区或异常密度区。异常回声区或异常密度区可由多种原因造成,可以是恶性肿瘤,如原发性肝癌、转移性肝癌;也可以是良性肿瘤,如肝血管瘤、肝腺瘤;还有一部分肿瘤样病变,如肝囊肿、肝硬化再生结节和局灶性结节性增生。

肝肿物是指发生在肝脏部位的肿瘤病变,包括良性和恶性。所以肝占位性病变有发生肝癌的可能,但不等同于肝癌,具体情况还需要结合其他检查加以判断。

▇▶ 什么是肝囊肿?

肝囊肿一般指单纯性肝囊肿。单纯性肝囊肿为先天性、非遗传性肝内囊性病变,囊腔通常不与肝内胆管交通,囊肿是由上皮细胞排列组成的闭合腔隙,内含液体,可为单发性或多发性。单纯性肝囊肿属于肝囊肿的一种主要类型。一般认为此病起源于肝内迷走胆管的一种滞留性囊肿,属于先天性发育异常。肝囊肿生长缓慢,多数患者无明显症状,仅在体检时偶然被发现。巨大的肝囊肿可出现明显的压迫症状。若合并感染,可出现畏寒、发热、腹痛等类似肝脓肿的症状。

▇▶ 什么是肝血管瘤?

肝血管瘤是一种较为常见的肝脏良性肿瘤,肿瘤组织有包膜,里面为充满血液的血管囊腔,有纤维性间隙,其可发生纤维化、钙化和形成血栓。多数瘤体因不断扩张的血管腔而增大,并对周围组织形成压迫。临床上以海绵状血管瘤最为多见,患者大多无明显的不适症状,常在 B 超检查或腹部手术中被发现。

▶ 肝囊肿、肝血管瘤、肝硬化结节会不会发展为肝癌?

通俗点儿说肝囊肿就是肝脏中的水疱。多数肝囊肿是由先天所致,后天因素主要有染上包囊虫病、外伤和炎症等。大部分肝囊肿既不会影响肝功能,也不会发展为肝癌。

肝血管瘤是指肝内毛细血管网扩张,一般不会发生癌变。

肝硬化结节是指由纤维组织包绕的再生结节引起的肝脏结构的广泛破坏,有发生癌变的可能。

▶ 什么是肝脓肿?

肝脓肿是良性疾病,有细菌性和阿米巴性两种。临床上都有发热、肝区疼痛和肝大的症状。细菌性肝脓肿病情急骤,有高热、寒战的症状,脓液为黄白色,脓腔较小,常为多发性;而阿米巴性肝脓肿一般是肠道阿米巴虫感染的并发症,起病慢,可有高热、盗汗的症状,脓液为棕褐色,脓腔较大,多为单发,多见于右肝叶。

▶ 什么是早期肝癌和晚期肝癌?

早期肝癌(属于亚临床肝癌,又称小肝癌)是指单个肿瘤的最大直径小于 3cm 或者两个肿瘤合计的最大直径小于 3cm 的原发性肝癌。肝癌起病比较隐匿,一般早期没有任何症状,当患者出现明显症状时,病情往往已属于中晚期。

晚期肝癌是指肝肿瘤细胞严重侵犯肝脏,使肝功能不能维持在正常水平,患者会出现黄疸、腹腔积液等症状。

▶ 什么是肿瘤的分化?

肿瘤细胞的分化是指肿瘤细胞的成熟度,分化越高,恶性程度越低,预后越好。

▐▶ 癌栓是怎么回事？

癌栓是肿瘤常见的并发症之一，其是指癌细胞在生长、增殖、转移中，侵袭或堆集血管和淋巴系统，或引起血液的凝血异常，从而形成癌栓。癌栓可影响患者的生存期及生存质量。

癌栓可发生在动脉、静脉、淋巴管和微循环中，其所引起的临床症状和体征比较复杂，应充分认识和警惕。

▐▶ 肝癌会传染吗？

肝癌不会传染。但是临床上近 90％的肝癌都伴有乙型病毒性肝炎（简称"乙肝"）抗原阳性，因此有传播乙肝的可能，而乙肝是导致肝癌的诱因，所以应注射乙肝疫苗，做好预防。

▐▶ 肝癌会遗传吗？

肝癌不会遗传。肝癌的家族聚集倾向可以从以下几个方面考虑：

（1）肝炎病毒的水平传播。肝炎患者与家庭成员接触极为密切，如有一个人感染乙型肝炎病毒，很容易在不知不觉中传染其他人。此种情况也说明肝癌的家族倾向不能归咎于肝癌的遗传。

（2）乙型肝炎病毒的垂直传播。遭受乙型肝炎病毒感染并成为长期病毒携带者，妊娠女性在分娩时或分娩后可能将病毒传染给新生儿。由于新生儿免疫功能尚未健全，不能有效地清除病毒而形成持续感染，以致发生慢性肝炎、肝硬化，最后发展为肝癌，这种情况常会被误认为是肝癌的遗传。

（3）一家人之间的饮食习惯、生活方式等也基本相同，大家接触致癌因素的机会也基本相等，就可能导致多个人同时或先后患有肝癌。

儿童也会患肝癌吗？

肝癌不止发生在成人中，在儿童中也会发生，其病理学类型主要是肝母细胞瘤。但儿童肝癌的发病原因还没有明确，治疗方式也与成人有所不同。

什么是肝母细胞瘤？

肝母细胞瘤是一种具有多种分化方式的恶性胚胎性肿瘤。它由类似于胎儿性上皮性肝细胞、胚胎性细胞以及分化的间叶成分组成。大部分的肝母细胞瘤为单发。60%的肝母细胞瘤见于1岁以下的儿童，90%见于3岁以下的儿童。

肝癌能治愈吗？

肝癌是有机会治好的，重点在于早发现、早诊断、早治疗，尤其是有病毒性肝炎病史的人群。大多数肝癌在发现时已属于中晚期，手术切除率低，术后效果往往不理想。因此，建议广大患者要重视起来，应早诊断、早治疗，及时到正规医院就医，以免延误病情。

如果怀疑患有肝癌，该如何正确治疗？

首先需要进行肝脏B超、平扫及强化CT或磁共振成像检查，明确是否患有肝癌。如果确诊肝癌，需要评估肝癌能否进行根治性治疗（部分肝切除、射频消融和肝移植）；如果不能，可以考虑选择性肝动脉栓塞（栓塞化疗）、索拉非尼等治疗方法。

肝癌首选的治疗方法是什么？

手术治疗是肝癌首选的治疗方法，通过完整地清除肿瘤组织，从而达到治愈的目的。随着肝脏外科手术技术日益进步，肿瘤的大小并不是制约手术的关键因素。早期肝癌患者手术切除后的 1 年生存率达 80% 以上，5 年生存率达 50% 以上。如在术后辅以综合性治疗，可以获得更好的效果。

▮▶ 肝癌的治疗原则是什么？

（1）亚临床肝癌：亚临床肝癌是指 AFP 已升高，但目前的检测方法未能发现肝内的占位性病变，肝功能正常或异常。肝功能正常而 AFP 持续升高者，常为亚临床肝癌，可给予药物进行保肝治疗。如发现有肝癌病灶，可考虑手术或局部治疗。

（2）小肝癌：以手术切除为主。对有严重肝硬化者，可在 B 超引导下进行局部治疗，一般采用射频消融或微波消融。小肝癌手术切除后，由于术后复发率高，因此，术后应予以中药、免疫药物治疗或化学治疗（简称"化疗"）等。

（3）早期肝癌：如肝癌局限，肝功能正常，肝硬化不严重，以手术切除为首选。如肝功能异常，可先进行保肝，待肝功能恢复正常后再考虑手术。对血管内有癌栓者，术后可用中药、免疫药物等治疗，也可考虑在肝动脉内化疗。

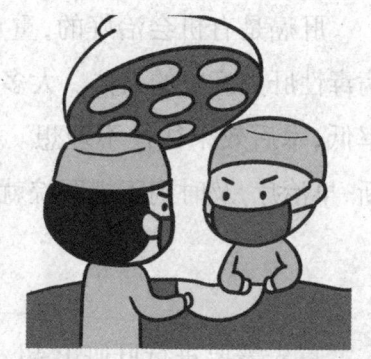

（4）中期肝癌：对肝功能正常者，争取做根治手术。如无法切除也可进行肝动脉栓塞化疗、中药和生物治疗等，待肿瘤缩小后再行手术切除。根据病情，也可考虑放射治疗（简称"放疗"）、瘤内注射无水酒精（乙醇）、介入治疗，以及生物治疗或雌激素治疗。

（5）晚期肝癌：肝癌伴有腹腔积液、黄疸和远处转移等情况时，多采取姑息治疗。

总之，尽管肝癌的治疗较为困难，但目前医学界已在这方面积累相当多的经验,对于不同病情的患者把握不同的治疗原则,多数可取得令人满意的效果。

▌▶ 什么是局部治疗?

局部治疗是指针对肝内肿瘤的局部治疗,包括部分肝切除、射频消融、肝移植和选择性肝动脉栓塞(栓塞化疗)等。

▌▶ 肝癌术后应该做哪些治疗?

肝癌术后密切复查是首要的。目前术后没有标准的辅助治疗方案。患有病毒性肝炎的患者,首先需要进行抗病毒治疗。与乙型肝炎病毒感染相关的肝癌患者可以依据某些特别基因在肝癌组织中的表达,术后选择性注射干扰素进行治疗。对于有肉眼可见的大血管内癌栓的患者,术后可以考虑进行选择性肝动脉栓塞。

▌▶ 肝癌切除术后需要做选择性肝动脉栓塞吗?

对于肉眼可见的大血管内癌栓的患者,术后可以考虑进行选择性肝动脉栓塞。但需要做几次手术,间隔多长时间,并无具体标准。

▌▶ 什么是肝移植?

肝移植是指通过手术植入一个健康的肝脏到患者体内,使终末期肝病患者的肝功能能得到良好恢复的一种外科治疗方法。

▌▶ 肝移植后肝炎、肝硬化、肝癌能治愈吗?

大多数肝癌患者,往往是一个人同时患有 3 种疾病——肝炎、肝硬化和肝癌。肝移植后,需要服用抗病毒药物治疗肝炎,减少肝炎复发,进一步减少肝硬化的发生。肝移植是目前治疗肝癌最好的手段,是有机会治愈肝癌的,5 年生存率可以达到 75% 以上。

▶ 现在肝移植的成功率如何？

在符合肝移植适应证的前提下，若仅从技术层面来讲，肝移植的成功率是非常高的。一般在大型的正规肝移植中心，肝移植的成功率一般都在95%以上，其成功率往往与术后感染、合并多脏器功能的衰竭等影响因素有关，因此，肝移植术后的护理及辅助治疗是很重要的环节。

▶ 什么样的肝癌患者适合肝移植？

符合米兰标准(衡量和定义早期肝癌)的肝癌患者是适合进行肝移植的。具体来说就是，单个肿瘤直径不超过5cm，或多发的肿瘤少于3个且最大直径不超过3cm，没有大血管侵犯的现象，也没有淋巴结或肝外转移的现象。米兰标准的优点在于仅需要考虑肿瘤的大小和数量，便于临床操作。缺点是过于严格：一部分可能治愈的患者被排除在外；对肿瘤生物学特征考虑不足，如血管侵犯、淋巴转移、肿瘤分级和肿瘤标志物。

晚期肝癌患者一般不适合做肝移植，因术后复发率很高。

▶ 肝移植治疗肝癌的效果如何？

符合米兰标准的肝癌患者5年生存率在75%以上，复发率低于10%。对于肝癌患者，肝移植是最佳的治疗手段，因为肝移植能最大限度地切除肿瘤及硬化的肝脏，从根本上消除肝癌的病灶；同时可避免出现肝切除术后肝衰竭等严重的并发症。

但其面临的最大问题仍是移植后肿瘤的复发。一般认为，移植后肿瘤复发的原因是，手术时肝外已存在常规方法检查不出的转移灶或因手术操作不当造成肿瘤细胞进入血液循环。因此，肝肿瘤患者在肝移植前必须进行系统全面的检查，以排除肝外转移灶的存在以及有多个原发肿瘤的可能。

▮▶ 肝移植后为什么需要终身服用免疫抑制剂？

当接受肝移植手术后,对身体而言,移植的肝脏就是一个异物,体内的免疫系统会对其进行攻击,类似杀灭病原微生物。这种人体对抗移植肝脏的反应就是我们经常提到的排斥反应，它是导致术后移植肝脏丧失功能的最主要的原因。为了保护移植肝脏不被人体免疫系统排斥,使其能够长期存活,必须服用免疫抑制剂,在一定程度上抑制身体的免疫功能,以避免发生或减轻排斥反应。

第二章

肝癌的病因

▓▶ 肝癌的主要病因是什么?

肝癌的主要病因是:①病毒性肝炎(乙肝90%,丙型病毒性肝炎5%~8%);②肝硬化;③感染黄曲霉毒素;④饮用水污染;⑤其他因素,如农药、染料、华支睾吸虫感染等。

▓▶ 男性肝癌患者比女性肝癌患者多吗?

男性肝癌患者明显多于女性肝癌患者。一般情况下,肝癌患者男女比例为(2~5):1,即男性肝癌患者是女性肝癌患者的2~5倍。男性为什么是肝癌的高危人群,目前尚无确切的解释。不过,很多医学专家分析认为,女性体内的雌激素对某些肝癌的致病因素有一定的拮抗作用。

▓▶ 我国哪些地区是肝癌的高发区?

我国肝癌的发病情况为东南沿海地区的发病率高于内陆地区,东南沿海各大河口地区高于沿海其他地区,在地图上形成一个狭长的肝癌高发区地带。

▓▶ 肝癌的高危人群有哪些?

肝癌的高危人群包括:

(1)有慢性肝病史者。临床调查资料显示:病毒性肝炎患者中约有10%发展成慢性活动性肝炎,其中50%可发展成肝硬化,肝硬化发生肝癌的概率为9.9%~16.6%;其中以乙型病毒性肝炎为主,其次为丙型病毒性肝炎;慢性肝炎和肝硬化常常是肝癌发病的基础,但并非所有的肝炎、肝硬化患者都会发展为肝癌。因此,曾经患过乙型或丙型病毒性肝炎且转为慢性者或已发生肝炎后的肝硬化者,应戒酒,并积极治疗慢性肝炎和肝硬化,尤其要注意经常查体,切不可掉以轻心。

(2)有肝癌家族史者。研究表明,肝癌虽然不会遗传,但存在家族聚集的现象。某些遗传缺陷可能导致增加发生肝癌的风险。因此,肝癌患者的家人应到医院做相关检查。

(3)酗酒者。饮酒是慢性肝炎发病的重要因素,其可增加发生肝癌的风险。

(4)重度脂肪肝者。由于饮食上不太注意,食用大量高脂肪的食物,使肝脏负担加重,对脂肪的分解能力下降,造成重度脂肪肝,这种情况也容易发展成肝癌。

(5)肝癌高发区人群。通过流行病学调查研究发现,在我国肝癌高发区的居民食用的粮食中,存在不同程度的黄曲霉毒素污染的现象。因此,住在肝癌高发区的人群应注意肝癌的筛查。

▶ 肝癌的高发年龄是多少岁?

肝癌发病者多为 40~60 岁。

▶ 哪些类型的肝炎与肝癌关系密切?

乙肝及丙型病毒性肝炎(简称"丙肝")与肝癌关系密切。

一般认为乙肝是导致肝癌的主要病因之一, 乙肝可导致肝硬化,进而出现肝癌。但并非所有的乙肝患者都会发展为肝癌,只要积极治疗,大部分患者是可以避免发生肝癌的。有研究表明,乙肝患病越早,转化为肝癌的概率越高。若新生儿期感染乙型肝炎病毒,长大后 90% 以上会发展为慢性乙肝;若成人期感染乙型肝炎病毒,只有 5%~10% 发展为慢性乙肝。而慢性乙肝患者 5 年肝硬化的发病率为 12%~15% , 肝硬化患者 5 年肝癌的发病率为 6%~15% 。

研究表明肝细胞癌中有 5%~8% 的患者感染丙型肝炎病毒,提示丙型病毒性肝炎与肝癌有关。

▣▶ 什么是肝硬化？肝硬化是如何发生的？

肝硬化是临床常见的慢性进行性肝病，是由一种或多种病因长期或反复作用形成的弥漫性肝损伤。我国大多数肝炎患者在患有肝炎后，发生肝硬化，少部分患者为酒精性肝硬化和血吸虫性肝硬化。病理组织学上有广泛的肝细胞坏死、残存肝细胞结节性再生、结缔组织增生与纤维隔形成，并导致肝小叶结构破坏和假小叶的形成，使肝脏逐渐变形、变硬进而发展为肝硬化。

肝硬化常见病因为：①病毒性肝炎；②酒精中毒；③营养障碍；④工业毒物或药物；⑤循环障碍；⑥代谢障碍；⑦胆汁淤积；⑧血吸虫病；⑨其他。

▣▶ 肝炎、肝硬化和肝癌三者之间是什么关系？

慢性病毒性肝炎，尤其慢性乙型病毒性肝炎很容易导致肝硬化，肝硬化患者又有一定比例会发展成肝癌，故民间流传有肝癌三部曲的说法，即"肝炎—肝硬化—肝癌"。虽然不全对，但有一定道理。

▣▶ 饮酒和肝癌有关吗？

长期大量饮酒可造成肝细胞损伤，易引起肝癌的发生。尤其饮酒后容易出现脸发红、恶心、心跳加速等症状的人群更应该控制饮酒，因其体内缺乏用于分解酒精的乙醛脱氢酶。

据调查，2%~3%的慢性嗜酒者是通过酒精性脂肪肝发展为肝癌的。大量饮酒引起脂肪肝的最低时限一般为5年，引起肝癌的最低时限为10年，但小于上述时限也可发生酒精性脂肪肝和肝癌。目前发现，酒精性脂肪肝一旦出现中央静脉周围纤维化，病变可迅速由脂肪肝发展成肝癌。

▮▶ 肝炎患者能饮酒吗？

酒精会加重肝细胞的损伤,肝炎患者应绝对禁止饮酒。而且,肝炎患者若大量饮酒,可能会加快肝硬化的形成和发展,进而发展为肝癌。

▮▶ 肝癌的转移主要有哪些类型？

肝癌转移分为肝内转移和肝外转移。

（1）肝内转移。肝癌最早在肝内转移,侵犯门静脉及其分支,形成癌栓,加重门静脉高压。

（2）肝外转移。①血道转移:最常见的肝癌转移部位为肺;②淋巴道转移:转移至肝门淋巴结最为常见,也可转移到胰、脾、主动脉旁及锁骨上淋巴结;③种植转移:少见,偶可种植在腹腔、盆腔、横膈等处,从而引起腹腔积液、胸腔积液等。女性患者可种植到卵巢。

第三章

肝癌的临床表现

▶ 肝癌的常见症状有哪些？

肝癌的起病比较隐匿,早期肝癌一般没有任何症状,当患者出现明显的临床症状时,病情往往已处于中晚期。肝癌的首发症状以肝区疼痛最为常见,其次是上腹部包块、食欲缺乏、乏力、黄疸、消瘦、原因不明的发热、腹泻、腹痛以及右肩酸痛等。

（1）肝区疼痛。绝大多数中晚期的肝癌患者以肝区疼痛为首发症状,一般位于右肋部或剑突下,疼痛性质为间歇性或持续性隐痛、钝痛或刺痛。疼痛前一段时间内,患者可感到右上腹不适,疼痛可时轻、时重或短期内自行缓解。产生疼痛的原因主要是肿瘤迅速增大,压迫肝包膜,产生牵拉痛;也可由肿瘤的坏死物刺激肝包膜所致。

（2）消化道症状。食欲缺乏、饭后上腹饱胀、恶心、腹痛、腹泻等是肝癌常见的消化道症状。

（3）发热。肝癌患者也会出现发热的症状,主要有两种情况:一种是癌热;另外一种是感染造成的发热。所谓癌热是指由于肿瘤组织内非感染性炎症或

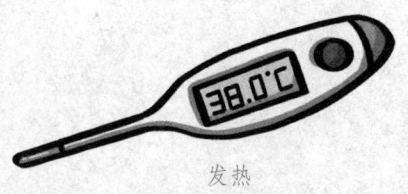

发热

肿瘤坏死而释放致热原所引起的发热,这种发热行抗菌治疗往往难以奏效。大多的肝癌患者抵抗力低下,容易合并感染。有腹腔积液的患者还易出现因肠道菌群移位而造成的自发性、感染性腹膜炎,表现为发热、腹痛、腹腔积液或者原有的腹腔积液近期大量增加,严重的可以出现感染性休克、血压下降,从而危及生命。

（4）消瘦、乏力。肝癌患者常较其他肿瘤患者更易感乏力,可能由于代谢功能紊乱、营养吸收障碍而导致机体能量不足;或因肝细胞受损,肝功能下降,使肝脏不能正常发挥解毒功能,从而导致食物中所含的某些毒素不能及时被灭活;或由于肝肿瘤坏死释放有毒物质。消瘦也是

肝癌患者的常见症状,由肝功能受损及消化吸收功能下降所致,严重时可出现恶病质。

(5)黄疸。黄疸是中晚期肝癌患者常见的并发症之一。根据病因,黄疸可分为溶血性黄疸、肝细胞性黄疸及阻塞性黄疸。肝癌患者所并发的黄疸一般属于后两种,尤其以阻塞性黄疸为多见。

(6)下肢水肿。肝癌伴腹腔积液的患者常出现下肢水肿的症状,轻者发生在踝部,重者可蔓延至整个下肢。其主要原因是腹腔积液压迫下肢静脉或癌栓阻塞使静脉回流受阻。轻度水肿亦可因血浆白蛋白过低所致。

(7)出血倾向。肝癌患者常有牙龈出血、皮下瘀斑等出血倾向,主要是由于肝功能受损、凝血功能异常。消化道出血较为常见,因门静脉高压导致食管胃底静脉曲张破裂出血或胃肠道黏膜糜烂合并凝血功能障碍而有广泛出血。

▶ 肝癌有可能没有症状吗?

肝癌起病隐匿,早期肝癌可以没有任何症状;或者有乏力、厌食、胃部不适等轻微的症状,但不足以引起重视,通常被认为是常见的胃炎而忽视检查和治疗,从而错失早期发现肝癌的机会。

▶ 肝癌患者的疼痛有哪些特点?

肝区疼痛是肝癌最常见和最主要的症状。疼痛多为持续性隐痛、胀痛或刺痛,尤其夜间或劳累后易加重。如果患者曾患乙肝,当肝区疼痛转变为持续性,且逐渐加重,并经休息和治疗仍不能好转时,应警惕发生肝癌的可能。

疼痛发生主要是由于肿瘤生长迅速,并使肝脏的包膜紧张。肝区疼痛部位和肝癌所在部位有密切的关系,如病变位于右肝,可表现为右上腹或右肋部疼痛;位于左肝则常表现为上腹正中部疼痛;位于膈顶靠后的,疼痛可放射到肩或腰背部。如果突然发生剧烈腹痛并伴有腹膜刺激的症状,大多见于肝肿瘤破裂出血。

并非所有的肝癌患者都感到疼痛,这也是肝癌早期难以发现的原因。肝癌疼痛一开始并不是表现为剧烈的疼痛,而往往是钝性的隐痛,随着病情的进一步发展,肝癌疼痛程度也逐渐加重。肿瘤位于肝实质深部者,一般很少感到疼痛。

▌▶ 肝癌患者突然发生剧烈肝区疼痛,要注意什么?

肝癌患者可突发剧烈的肝区疼痛,或者在原有疼痛的基础上突然加剧,在这种情况下要警惕是否发生肝肿瘤的破裂。在肝肿瘤较大的情况下,特别是位于肝脏边缘部的肝肿瘤容易发生破裂。

肝肿瘤破裂的主要表现为肝区内的剧烈疼痛,疼痛部位大多固定。有些患者有诱因,如受到外力的碰撞;也有些患者无明显的诱因,如卧床时突然发生。当发生肝肿瘤破裂时,主要的症状就是疼痛,如果破裂严重伴大量出血,可出现腹胀、心慌、出冷汗、眼前发黑及血压下降等症状。

肝肿瘤破裂的诊断,根据超声或者 CT 检查可以发现肝包膜下的积液以及腹腔积液。如果有腹腔积液,经穿刺抽出不凝固的血液就可以确诊。肝肿瘤破裂是严重的并发症,需要紧急抢救,如给予输液和输血。如果肿瘤有局限性,预计能够切除者,也可紧急进行手术切除;不能切除者,也可做肝动脉栓塞治疗。

▌▶ 肝功能检查结果正常者也可能患肝癌吗?

肝功能检查主要是对谷丙转氨酶(ALT)、谷草转氨酶(AST)、总蛋白、白蛋白/球蛋白,以及总胆红素、直接胆红素等的检查。谷丙转氨酶、谷草转氨酶等是反映肝细胞受损情况的指标,总蛋白、白蛋白等是反映肝脏合成功能的指标,胆红素等是反映肝脏排泄情况的指标。在肝细胞受损程度较轻时,肝脏的代偿能力较强,以上指标不会表现出明显异常,故而肝功能检查仍有一定的局限性,不能完全以肝功能正常与否来判断是否患有肝癌,要结合临床症状进行全面分析。

▐▶ 肝大就一定是肝癌吗？

肝大不一定是肝癌。

一般首先通过叩诊确定肝脏是否肿大，健康者的肝下缘常可在右肋弓边缘或稍低处触及，如果能触及患者肝脏，应叩诊确定肝脏上界以排除肝下垂。一般情况下，在平卧位及平静呼吸时，右侧肋下超过1.5cm处能触及肝脏，则提示肝右叶肿大；上腹正中部位肝脏若超出剑突与脐联线上 1/3，则提示肝左叶肿大。有时肺气肿患者的横膈下移，肝脏也可能被向下推移，并非真正肝大；反之，妊娠或有大量腹腔积液，肝脏有可能被向上推移，即使肝大也不能被触及，因此应通过测定肝脏上、下径来确定肝脏是否肿大。肝脏上、下径大致 12cm，身高每增加 5cm，肝脏上、下径约增加 1cm，肝脏上、下径的测定需要借助于超声波检查方能准确判断。

有很多疾病能引起肝大，如各种感染性疾病，包括病毒性肝炎、肝脓肿、血吸虫病、肝吸虫病、棘球蚴病、疟疾、败血症和肝结核等；原发性或转移性肝癌、白血病或淋巴瘤肝脏浸润、肝血管瘤等；酒精中毒、砷中毒或氯丙嗪中毒等；胆总管结石、胰头癌、毛细胆管型肝炎等易造成胆汁淤积的疾病；充血性心力衰竭、缩窄性心包炎等易造成肝脏瘀血的疾病；结缔组织病、糖尿病、脂肪肝、肝囊肿、多囊肝、肝豆状核变性等都可导致肝大。

因此，要判定肝脏为何肿大需要做仔细的检查和分析，对嗜酒者应考虑肝硬化的可能性；曾输血者应考虑乙肝的可能性；江南地区要考虑血吸虫病的可能性；西北牧区要考虑棘球蚴病的可能性；而华南地区则要考虑肝吸虫病的可能性；年轻人应多考虑感染的可能性；老年人则应多考虑肿瘤的可能性。

▐▶ 肝癌引起的肝大有哪些特点？

病灶位于肝右叶上段者，肝大多表现为肝上界上移、膈肌上抬、固定、运动受限;病灶位于肝右叶下段者,肝大常表现为右肋弓下触及肿块;病灶位于肝左叶者,肝大常表现为剑突下肿块,或有上腹部隆起肿大,肝脏质地较硬,若发生坏死液化或瘤内出血,则肝脏质地变软或有囊性感染。

▮▶ 肝癌有哪些并发症?

肝癌的并发症有如下几种:

(1)肝性脑病。其是原发性肝癌最严重的并发症,约 1/3 的肝癌患者可因此病死亡。

(2)上消化道出血。其约占肝癌死亡的 15%,与以下因素有关。①因肝硬化、门静脉、肝静脉癌栓而发生门静脉高压,导致食管胃底静脉曲张破裂出血;②晚期肝癌患者可因胃肠道黏膜糜烂合并凝血功能障碍而有广泛出血。大量出血可加重肝功能损伤,诱发肝性脑病。

(3)肝肿瘤破裂出血。若其局限于包膜下,产生局部疼痛;若包膜下出血迅速增加,则形成压痛性血肿;也可破入腹腔引起急性腹痛和腹膜刺激征;少量出血可表现为血性腹腔积液,大量出血可导致休克。

(4)继发感染。患者因长期消耗或放化疗等,导致抵抗力减弱,容易并发肺炎、败血症、肠道感染和压疮等。

▮▶ 肝癌患者出现黄疸,是属于晚期吗?

黄疸一般出现在肝癌中晚期。其多为阻塞性黄疸,因肿瘤压迫、侵犯胆管或肝门转移性淋巴结肿大而压迫胆管导致阻塞所致;少数为肝细胞性黄疸,是由肝癌组织在肝内广泛浸润或合并肝硬化和慢性肝炎引起的。因此大部分肝癌患者在出现黄疸症状时已处于肝癌中晚期,少数情况(如肿瘤位于肝门附近)在疾病早期就产生阻塞症状,亦可出现黄疸。

▶▶ 肝癌患者出现黄疸,会传染吗?

黄疸是由胆红素代谢障碍而引起血清内胆红素浓度升高所致,临床上表现为巩膜、黏膜、皮肤及其他组织被染成黄色,因巩膜含有较多的弹性硬蛋白,与胆红素有较强的亲和力,故黄疸患者巩膜黄染常先于黏膜、皮肤出现。而传染是指细菌、病毒等病原体通过一定的途径传播。肝癌患者出现黄疸是由于肝细胞的胆红素被破坏,外溢进入血液;或胆道梗阻、胆红素反流进入血液。另外,虽然肿瘤细胞能够快速增殖、扩散和转移,但它不像细菌和病毒那样,由一个人传染给另一个人,因而肝癌患者出现黄疸不会传染他人。

▶▶ 肝癌转移到淋巴结有哪些表现?

肝癌转移到淋巴结主要会出现压迫症状,当发生较大的幽门上、下淋巴结转移并压迫幽门时,可出现进食后腹胀等表现;转移至肝门淋巴结压迫胆总管时可造成胆道综合征。转移至腹膜后淋巴结并侵犯神经时,可有腹痛、腹胀、腰背部疼痛、恶心、呕吐等表现;转移至锁骨上等浅表淋巴结时,可直接触及甚至直接视及。

▶▶ 门静脉癌栓是怎么回事?

肝癌容易经血道转移,肿瘤细胞可以经门静脉在肝内转移(例如,左叶的肝癌转移到右叶),也可直接侵犯或种植在血管内,并可以沿门静脉分支向主干方向生长,形成以肿瘤细胞为主要成分的癌栓。

▶▶ 下腔静脉会形成癌栓吗?

肝癌易发生血行转移,肿瘤细胞可经肝静脉到达下腔静脉,并在其内形成以肿瘤细胞为主要成分的癌栓,多为肝癌的中晚期表现。

▐▶ 下腔静脉的癌栓有什么表现?

当患者出现下腔静脉的癌栓时已处于肝癌中晚期,此时患者的表现主要分为以下两方面。

(1)一般肝癌临床表现:肝功能低下及肝硬化的表现,如乏力、黄疸、体重下降、肌肉萎缩等全身症状;食欲缺乏、腹胀、腹泻、腹痛、消化道出血等消化系统表现;牙龈、鼻腔出血、皮肤黏膜紫斑等出血倾向;肝病面容和皮肤色素沉着、内分泌紊乱等相关表现;蜘蛛痣、肝掌、性功能减退、男性乳房发育、闭经、不孕等雌激素灭活障碍的表现。

(2)癌栓压迫阻塞肝静脉、下腔静脉的表现:肝静脉及下腔静脉回流障碍,继发布加综合征。可表现为肝脾大,腹腔积液,胸腹壁、腰部以下至下肢浅静脉显著而广泛迂曲扩张,下肢水肿,营养障碍,色素沉着以及小腿顽固性溃疡等。

▐▶ 为什么肝癌容易转移到肺?

肝癌容易转移到肺有以下 4 个原因:①肺为"大循环第一过滤器",全身血液都要经过肺循环。②肺部的凝血。其纤溶活性较高,肿瘤细胞易停滞。③肺循环是低压系统,血流缓慢,肿瘤细胞易停滞。④肺部接受支气管动脉和肺动脉的双重血供。

▐▶ 肝癌转移患者有哪些表现?

患者表现因肝癌转移和侵犯的部位、组织及方式、速度的不同而不同,具体如下:

(1)转移至肺可引起咳嗽及咯血。

(2)转移至胸膜可引起胸痛和血性胸腔积液。

(3)癌栓栓塞肺动脉或其分支可引起肺梗死,可突然发生严重的呼吸困难和胸痛。

▐▶ 肝癌骨转移有哪些症状和体征？

肝癌骨转移可呈单个或多个病灶，常累及椎骨、肋骨、四肢长骨（尤其是股骨）、颅骨、肩胛骨和锁骨，其中以胸椎、腰椎转移最为常见，临床症状主要以骨痛为主，后期可发现病理性骨折或变形的症状，由椎骨转移引起的病理性骨折常可导致截瘫。

肝癌骨转移后除患部有疼痛的症状外，还可发现患部关节与肢体活动受限、肢体远端有麻木感、局部有肿块、局部皮肤溃烂以及骨转移灶局部有明显压痛或神经压迫等症状。如肝癌转移至脊柱时，常表现为腰背或颈肩部疼痛，继而出现肢体麻木，感觉异常，全身无力，可出现脊柱压迫症状和截瘫等。

▐▶ 肝癌脑转移有什么表现？

肝癌脑转移常为多发性，生长迅速，病程较短。其临床表现有定位症状和颅内压升高两个方面。

（1）肝癌脑转移的定位症状。①当肝癌脑转移发生于顶叶时，以感觉障碍为主。表现为感觉定位与感觉区别能力的丧失，不能辨别形体，有感觉性共济失调，伴肌张力减退、肌肉萎缩，丧失对方向、位置的辨别能力，不能进行计算，并伴有失读和失写等。②当肝癌脑转移发生于枕叶时，患者可产生幻视，如闪光或异彩。但其主要的局部症状为对侧的同向偏盲。

（2）肝癌脑转移的颅内压升高。此症状主要是由肝癌脑转移瘤占据了一部分颅腔空间，挤压颅内正常组织所致。常见的颅内压升高的表现有：①头痛。初期为阵发性，多在早晨及晚间发作，以额部及两颞多见。如为后颅窝肿瘤则可有枕部头痛，并放射至眼眶部。随着病情发展，头痛程度逐渐加剧，持续时间延长，并且可转为持续性头痛，但一般仍有阵发性加剧的现象。此外，头痛可在咳嗽、喷嚏、俯身、低头等活动时加剧,亦可有局部颅骨压痛。②视神经乳头水肿。早期无视觉障碍,仅在视野检查时可出现生理盲点扩大。随着视神经乳头水肿时间的延长,其颜色逐渐苍白。如继发视神经萎缩,则可出现视力减退、视野向中心缩小等症状。③呕吐。多发生于剧烈头痛时,常先出现恶心,后有呕吐症状。呕吐严重时不能进食,可造成患者严重失水。一般以幕下肿瘤出现呕吐较多且时间早,系延髓中枢、前庭、迷走神经受到刺激所导致。④其他颅内压升高的症状。如展神经麻痹、复视、黑蒙、眩晕、癫痫发作、轻度失语、脉搏徐缓、血压升高和脑疝的形成等。

第四章 ◀▌

肝癌的诊断与鉴别诊断

▌▶ 为了早期发现肝癌,应该做哪些检查?

（1）超声（B超）检查。B超检查既方便又实惠,能够显示肿瘤的形态、大小和部位,诊断准确率较高。肝脏病变的检出率也是相当高的。B超可显示直径2cm以上的肝肿瘤细胞。肝肿瘤细胞从1cm生长到3cm,最快需要4~6个月。如果检查者高度怀疑患有肝癌而首次做B超检查并没有发现时,应于4~6个月后再做B超进行复查,此时若B超可见肝肿瘤细胞还在3cm以下,则不会耽误治疗。

（2）CT检查。CT检查是常用且重要的检查手段。虽然最先进的CT影像检查设备可检查出直径1cm的肝肿瘤细胞,但还是因病灶大小、病变性质、肝脏基础的不同而在敏感性上有所差别,也不易区分原发性肝癌和转移性肝癌。

（3）磁共振成像检查。磁共振成像无放射性辐射,组织分辨率高,对肝肿瘤细胞病灶内部的组织结构变化（如出血性坏死、脂肪变性以及包膜）的显示和分辨率均优于CT。对良、恶性肝内占位,尤其是与血管瘤的鉴别,可能优于CT;同时,无须增强即能显示门静脉和肝静脉的分支;磁共振成像要优于CT,尤其在对于即时发现小的肝肿瘤细胞。

（4）甲胎蛋白检查。30多年来,甲胎蛋白一直作为肝癌常规的检查手段。其有灵敏性高、简易且价格低廉的特点。但作为筛查手段,其早期阳性率较低,敏感性约为60%,特异性约为95%（排除肝病）。所以必须结合B超等检查方法来明确诊断。

▌▶ 肝癌高危人群该如何进行有针对性的检查?

肝癌的高危人群最好每3~6个月抽血检测一次甲胎蛋白,但需要注意的是:甲胎蛋白不能诊断所有的肝癌,因为尚有30%~40%的肝癌患者检测的甲胎蛋白呈阴性。对这些患者应借助B超、CT等检查方法,必要时还可用肝动脉造影或B超引导下的穿刺活检等方法来明确诊断。另外,肝癌患者血清中 γ－谷氨酰转肽酶、碱性磷酸酶和乳酸脱氢酶的同工酶等可高于正常值,但由于缺乏特异性,多作为辅助诊断检查。

▶ 什么叫肿瘤标志物?

肿瘤标志物是反映肿瘤存在的化学以及生物类物质。它们或不存在于正常成人组织而仅见于胚胎组织,或在肿瘤组织中的含量大大超过正常组织里的含量,它们的存在或量变可以提示肿瘤的性质,借以了解肿瘤的组织发生、细胞分化、细胞功能,并有助于肿瘤的诊断、分类、预后判断以及治疗指导。

▶ 肿瘤标志物的敏感性和特异性是怎么回事?

敏感性和特异性是肿瘤标志物的主要指标,评价一个肿瘤标志物的临床诊断价值就是由敏感性和特异性所决定的。

(1)敏感性。肿瘤标志物的敏感性是指在全部肿瘤患者中的标志物的阳性率,由于肿瘤存有异质性(是指同一种肿瘤的肿瘤细胞之间,或者同一种肿瘤不相同的肿瘤患者,生物学上存在必定的差别性),通常来说很少有肿瘤标志物的敏感性是 100% 的,但其阳性率越高,敏感性越高(可用于肿瘤的临床诊断检查),肿瘤的漏诊率就越低。

(2)特异性。肿瘤标志物的特异性是全部肿瘤标志物阳性者中真正患肿瘤者的百分比。同样,由于肿瘤的异质性,通常肿瘤标志物的特异性也不是 100% 的,会有假阳性,就是说少数未患肿瘤的人该标志物也呈阳性。假如用于肿瘤的临床诊断检查,标志物的特异性越高,误诊率就越低。

▶ 可用于诊断肝癌的分子标志物有哪些?

甲胎蛋白是最常用的肝癌诊断标志物。除此之外,还有 γ－谷氨酰转肽酶及凝血酶原等标志物的检查,这些标志物含量的变化往往可提示肝癌的发生与否。

▮▶ 甲胎蛋白是什么？

甲胎蛋白是一种糖蛋白,正常情况下,这种蛋白主要来自胚胎的肝细胞,胎儿出生后两周左右甲胎蛋白从血液中消失,因此正常人血清中甲胎蛋白的含量不到 20μg/L。当肝细胞发生癌变时,却又恢复产生甲胎蛋白的功能,而且它随着原发性肝癌的快速生长,在血清中的含量会急剧增加, 于是甲胎蛋白就成了诊断原发性肝癌的一个特异性的临床指标。

过去一直认为其是诊断原发性肝癌的特异性肿瘤标志物。然而大量的临床试验却发现,除了约 80% 的肝癌患者血清甲胎蛋白 明显升高外,生殖细胞肿瘤患者出现甲胎蛋白阳性率为 50%,其他如胰腺癌、肺癌及肝硬化等患者亦可出现不同程度的甲胎蛋白升高。但是,部分肝硬化患者会长期出现甲胎蛋白为 1000μg/L 的情况, 却多年都没有出现肝癌的迹象;而约 20% 的晚期肝癌患者,直至病故前,甲胎蛋白仍未超过10μg/L。

▮▶ 哪些人群应定期检测甲胎蛋白？

甲胎蛋白在肝癌出现症状之前的 8 个月就已经升高,此时大多数肝癌患者仍无明显症状,肿瘤也较小,这部分患者经过手术治疗后,预后可得到明显改善,故肝硬化、慢性肝炎患者及家族中有肝癌患者的人应半年检测一次甲胎蛋白。

▮▶ 继发性肝癌的甲胎蛋白也会升高吗？

继发性肝癌的甲胎蛋白不会明显升高。继发性肝癌病情发展缓慢,症状较轻,其中以继发于胃癌的最多,其次肺、结肠、胰腺、乳腺等癌灶常转移至肝。继发性肝癌常表现为多个结节型病灶,除少数原发癌在消化道的患者甲胎蛋白呈阳性外，一般为阴性。

▶ 哪些非肝癌性疾病也会引起甲胎蛋白升高？

肝炎本身也会引起甲胎蛋白的轻度升高，这是由于受损的肝脏发生再生现象，而不是表示并发肝癌。需要注意的是，当谷丙转氨酶和谷草转氨酶下降后，若甲胎蛋白并未跟着下降，则必须考虑并发肝癌的可能性。此外，孕妇血液中的甲胎蛋白值也会高一些。

病毒性肝炎患者中的甲胎蛋白有轻、中度升高，一般为 50~300μg/L，与肝癌的不同在于甲胎蛋白升高的幅度低，一般不会持续升高，经治疗后可降低直至恢复正常。30%新生儿肝炎可检测出甲胎蛋白，发病率可随病情的严重程度而增加。

▶ 肝癌患者的甲胎蛋白检查结果会呈阴性吗？

甲胎蛋白虽然是肝癌细胞分泌的一种蛋白，但也有部分肝癌细胞不分泌甲胎蛋白，在临床观察中有 30%~40%肝癌患者的甲胎蛋白值在正常范围内。这是由于不同群体的肝癌细胞遗传基因的活化程度不同，因而表现出不同的生物学特性。换句话说，如果控制甲胎蛋白表达的基因活化程度高，肿瘤细胞分泌的甲胎蛋白就多，血清中甲胎蛋白的浓度就高。如果表达甲胎蛋白的基因失活，肝肿瘤细胞就不产生甲胎蛋白，血清中就不能检测到甲胎蛋白。

由上可知，虽然检测甲胎蛋白对早期肝癌的发现具有重要意义，但是检测甲胎蛋白只能作为肝癌的辅助诊断，无论甲胎蛋白呈阴性还是阳性，都不能仅凭本项检测来确诊。

▶ 甲胎蛋白呈阴性的情况下，应该怎样确诊肝癌？

对少数甲胎蛋白呈阴性的患者，千万不能放松警惕，以免错过最佳治疗时机。应结合症状、体征，及时找有经验的影像医生检查并明确诊断，当有不统一的诊断意见时，应密切观察，必要时进行肝细胞穿刺活检以明确诊断。

▐▶ 癌胚抗原升高对肝癌诊断是否有帮助？

癌胚抗原是一种糖蛋白分子,因其在胚胎时可正常分泌而得名。最初在胃肠道恶性肿瘤患者的血清中可检测到癌胚抗原的异常表达,后又逐步在肺癌、肝癌、乳腺癌及胰腺癌患者的血清中被检测出。

癌胚抗原明显升高主要见于消化道的恶性肿瘤,特别是结直肠癌,而结直肠癌又是最常见的产生继发性肝癌的原因。因此,检查癌胚抗原对鉴别原发性肝癌和继发性肝癌具有很重要的意义,必须进行相关检查,如大便隐血、胃肠道内镜检查,以确定胃肠道有无肿瘤。

▐▶ 哪些恶性肿瘤容易转移到肝脏？

肝脏的供血主要来自肝动脉和门静脉,其中门静脉血流占肝脏血流的 70%。门静脉收集了胃肠道消化吸收的营养物质,输送到肝内加工合成,为人体提供营养。所有消化道的恶性肿瘤最容易通过门静脉血流转移到肝脏,常见的如结直肠癌、胃癌、胰腺癌等。胆囊位于紧靠肝脏的胆囊窝中,因此胆囊炎也很容易直接侵犯肝脏。此外,肺癌、乳腺癌等也是较常见的向肝脏转移的恶性肿瘤。

对于那些无肝病史、甲胎蛋白呈阴性或影像学表现不符合典型肝细胞性肝癌表现的患者,做出"原发性肝癌"的诊断要慎重,应注意以上容易发生肝转移的恶性肿瘤。

▐▶ 如何鉴别原发性肝癌和继发性肝癌？

继发性肝癌的发病率为原发性肝癌的 1.2 倍,临床上以原发性肝癌的表现为主,但原发性肝癌的症状不明显,首先表现为肝脏占位和肝功能异常的不在少数,如肝大、肝结节、肝区疼痛和黄疸等。以下特点可供鉴别:

（1）继发性肝癌在发现肝肿瘤前，常有肝脏以外脏器的原发癌病史。常见者为结直肠癌、胰腺癌和胃癌等。

（2）原发性肝癌常合并乙型或丙型肝炎病毒感染，而继发性肝癌常无肝病史，乙型肝炎病毒和丙型肝炎病毒常为阴性。

（3）原发性肝癌常伴有肝硬化的表现，而继发性肝癌很少伴有肝硬化的表现。

（4）继发性肝癌的癌胚抗原常升高。

（5）继发性肝癌行影像检查常显示多发、孤立以及边界清晰的病灶，超声显示"牛眼征"。

（6）继发性肝癌动脉造影显示血管较少，而原发性肝癌常伴有丰富的血供。采用新型肝胆显像剂 ^{99m}Tc-PMT 扫描时，继发性肝癌为阴性而多数原发性肝癌可获得阳性显像。

（7）当条件许可时，可在 B 超或 CT 引导下行穿刺活检，以获得细胞病理诊断。

▶▶ 如何鉴别肝硬化结节和肝肿瘤?

一般的肝癌大多伴有肝硬化，临床上常会遇到肝硬化结节与肝肿瘤鉴别的问题。如果是大肝癌，则甲胎蛋白呈阳性，同时在超声、CT 或磁共振成像上也有典型的特征，鉴别并不是特别困难。但有一些小肝癌在影像学上和肝硬化结节有些相似，需要认真鉴别。

当然，首先要检查血液中的甲胎蛋白，肝硬化结节的甲胎蛋白不升高，而多数肝肿瘤的甲胎蛋白升高。临床上需要更多借助于以下影像学检查方法：

（1）超声造影检查。注射超声造影剂后，肝肿瘤有早期的动脉增强，在静脉期，则表现为比周围肝实质更低的回声，而肝硬化结节在注射造影剂后，没有像肝肿瘤早期那样增强，而是和周围肝实质同步增强和减弱。

（2）增强 CT。增强 CT 的表现和超声造影类似，肝肿瘤有早期强化，

35

而肝硬化结节无早期强化。

（3）磁共振成像。磁共振成像在鉴别肝硬化结节和肝肿瘤方面比其他方法更有价值。首先，两者的信号有显著差别，例如，肝肿瘤在磁共振成像的 T1WI(磁共振成像检查的术语，下同)加权像上表现为低信号，而在 T2WI 加权像上表现为稍高信号；而肝硬化结节则相反，T1WI 加权像上表现为高信号，而在 T2WI 加权像上表现为稍低信号。其次，磁共振成像也能做增强扫描，通过增强扫描也可以鉴别肝硬化结节和肝肿瘤。

当然，如果影像学鉴别困难，可做细针肝穿刺活检，通过病理检查可以确诊是小肝癌还是肝硬化结节。

▶▶ 原发性肝癌的诊断标准是什么？

原发性肝癌临床诊断标准：

（1）甲胎蛋白≥400μg/L，能排除妊娠、生殖系胚胎源性肿瘤、活动性肝病及转移性肝癌，并能触及肿大、坚硬及有大结节状肿块的肝脏，或影像学检查有肝癌特征的占位性病变者。

（2）甲胎蛋白 <400μg/L，能排除妊娠、生殖系胚胎源性肿瘤、活动性肝病及转移性肝癌，并有两种影像学检查有肝癌特征的占位性病变或有两种肝癌标志物(DCP、GGT–Ⅱ、AFU 及 CA199 等)呈阳性，及一种影像学检查有肝癌特征的占位性病变者。

（3）有原发性肝癌的临床表现并有确定的肝外转移病灶(包括肉眼可见的血性腹腔积液或在其中发现肿瘤细胞)，同时能排除转移性肝癌者。

▶▶ 怎么诊断肝癌出现肺转移？

肝癌患者出现肺部疾病的症状，如咳嗽、咯血、血性胸腔积液、肺梗死，还有突发的严重呼吸困难和胸痛，这时应考虑肝癌出现肺转移。通过胸部 X 线检查或胸部 CT 检查可发现：在单侧或双侧肺野可以见到圆形的如棉花球一样的结节，多见于肺野的周边，尤其多见于下肺。再结合其他临床表现和检查,大多可做出正确诊断。

▶ 怎么诊断肝癌出现骨转移?

肝癌出现骨转移的症状为骨痛,并呈进行性加剧。后期肝癌骨转移的症状可出现病理性骨折。

想要诊断肝癌骨转移常进行以下影像学检查:①发射单光子计算机断层扫描仪(ECT):ECT 全身骨显像有助于肝癌骨转移的诊断,可较胸部 X 线和 CT 检查提前 3~6 个月发现骨转移。但由于 ECT 检查敏感性高、特异性差,如炎症、外伤等也可表现为放射性浓聚,容易发生假阳性,在实际工作中要注意结合临床分析;②磁共振成像:肝肿瘤细胞通过血液循环转移到骨时,首先侵犯骨髓,而骨髓中的脂肪与高含水量的转移灶有很强的对比性,再加上磁共振成像空间分辨率好,可为早期诊断提供良好的条件。

▶ 如何确诊肝癌出现脑转移?

既往有肝癌病史的患者如果出现颅内压升高的症状(如头痛、喷射性呕吐、视神经乳头水肿)或脑部的定位症状(如展神经麻痹、复视、黑蒙、眩晕、癫痫发作、轻度失语等),需要警惕脑转移的发生,可以通过颅脑 CT 或磁共振成像来诊断。

▶ 超声检查是如何诊断肝癌的?

随着肝肿瘤细胞逐渐增大,超声显示内部回声有低回声、高回声和混合回声变化,可见其内有结节等特殊的超声征象。彩色多普勒血流成像可显示和测量进出肿瘤的血流,以鉴别占位病灶的血供情况,并推测出肿瘤的性质。

▶ 超声检查肝癌的灵敏性如何？

因为仪器设备、解剖部位、操作者的手法和经验等因素的限制，使超声检测的敏感性和定性的准确性受到一定影响，所以超声检查的准确性不高，只能作为筛查手段[如超声诊断为肝癌，还需要检查肝癌标志物（AFP、CA199 等）、强化 CT 或强化磁共振成像等]。

▶ 超声造影时肝癌有什么特征性表现？

超声造影利用造影剂使占位后散射回声增强，明显提高超声诊断的分辨率、敏感性和特异性。

超声造影的表现为：肝细胞性肝癌动脉期肿瘤内部快速增强；门静脉期及延迟期快速廓清呈低增强；胆管细胞癌动脉期呈边界模糊的环状高增强；门静脉期及实质期呈低增强。

▶ 诊断肝癌为什么建议平扫 CT 联合强化 CT ？

正常肝脏由肝动脉和门静脉双重供血，其中肝动脉约占 30%，门静脉约占 70%。但大多数肝癌的血液供应正好相反，肝动脉提供 70% 的血液，而门静脉仅提供 30% 的血液当将。当将 CT 用于诊断肝癌时，一定要将平扫和强化的 CT 片进行对比。强化 CT 可利用肝癌的血液供应特点，并根据肿瘤所在部位的密度不同和变化而进行判断。

典型的肝癌 CT 影像是平扫 CT 显示肝癌多为低密度占位，部分有晕圈征；大肝癌常有中央坏死液化。肝癌在动态增强扫描 CT 的典型表现为快进快出的造影剂，即肿瘤动脉期呈浓染灶。门静脉期造影剂消退较快，平衡期为低密度病灶。

▶ CT 检查可发现肝癌有哪些特征性的表现？

肝细胞肝癌的影像学典型表现为在动脉期呈显著强化，在静脉期其强化不及周边肝组织,而在延迟期造影剂则持续消退。胆管细胞型肝癌早期增强扫描,可见肿瘤边缘呈轻度环状增强,晚期时可见肿瘤边缘显示为低密度环,而中心表现为高密度,并可见肿瘤末梢侧肝内胆管扩张的现象。

▶ CT检查比超声检查准确性更高吗?

CT检查的分辨率高,特别是多排螺旋CT检查,扫描速度极快,数秒内即可完成全肝扫描,避免呼吸运动伪影;能够进行多期动态增强扫描,最小的扫描层厚为0.5mm,与超声检查相比,可显著提高肝癌小病灶的检出率和定性的准确性。

▶ 磁共振成像检查对肝癌的诊断有何意义?

磁共振成像检查是继CT后又一新的定位诊断方法,其优点是:①无放射性损害;②能获得横断面、冠状面和矢状面3种图像;③对软组织的分辨率优于CT;④对良、恶性肝内占位,尤其与血管瘤的鉴别可能优于CT;⑤无须增强即可显示门静脉和肝静脉的分支。据报道,磁共振成像对大于2cm的肝癌检出率为97%,而对小于2cm的肝肿瘤细胞检出率为33%。典型的肝癌在磁共振成像的表现是,在T1加权像上呈低信号强度,在T2加权像上呈高信号强度。肝癌若有包膜,T1加权像显示肿瘤周围有一低信号强度环,而血管瘤、继发性肝癌则无此现象。

▶ 什么是普美显造影剂?

普美显造影剂(钆塞酸二钠)具有独特的EOB基团,随血流进入肝脏后可被肝脏正常细胞特异性吸收,但肿瘤细胞失去吸收能力,无强化的病灶与强化的正常肝细胞间产生明显对比,使病灶(尤其是小于1cm的病灶)更易被发现。普美显造影剂对肝癌的诊断敏感性很高,有利于肝癌的早期发现。

▮▶ 血管造影在肝癌的诊断和治疗中有何作用？

血管造影可以明确显示肝脏小病灶及其血供情况，同时可进行化疗和碘油栓塞等治疗。其检查意义不仅在于诊断和鉴别诊断，而且在于术前或治疗前对病变范围的预测，特别是可以了解肝内播散的结节情况；还可为血管解剖变异和重要血管的解剖关系以及门静脉浸润提供正确、客观的信息，对于判断手术切除的可能性和彻底性以及决定合理的治疗方案有着重要的价值。

▮▶ PET-CT 对肝癌诊断有什么意义？

PET-CT 是将 PET 与 CT 融为一体的功能分子影像成像系统，既可由 PET 功能显像反映肝脏占位的生化代谢信息，又可通过 CT 形态显像进行解剖病灶的精确定位，并且进行全身扫描以了解整体状况和评估转移情况，并达到早期发现病灶的目的，同时了解肿瘤治疗前后的大小和代谢变化。PET-CT 主要用于肝癌的早期诊断，以判断有无肝外转移、肿瘤复发和治疗效果等。

▮▶ 超声、CT、磁共振成像、PET-CT 确诊肝癌，哪个效果更好？

超声、CT、磁共振成像和 PET-CT 这 4 种重要的影像学检查各有特点且优势互补。要确诊肝癌，应该强调综合检查以及全面评估。

超声检查主要用于肝癌高危人群的初步筛查及随访，可显示肿瘤的大小、形态、所在部位以及肝静脉或门静脉内有无癌栓，其诊断符合率可达 90%，是一种有较好诊断价值的无创性检查方法。但由于超声检查受检查医生的主观性影响较大，只能作为筛查手段，如超声检查诊断为肝癌，还需要检查肝癌标志物（甲胎蛋白、CA199 等）、增强 CT 或增强磁共振成像等。

CT 的分辨率高，能够进行多期动态增强扫描，最小的扫描层厚为 0.5mm，与超声检查相比可显著提高肝癌小病灶的检出率和定性的准确性。如超声检查怀疑为肝癌，则需要进一步行 CT 以明确诊断。

磁共振成像与 CT 相比具有如下优点：①磁共振成像无放射性辐射，组织分辨率高，可以多方位、多序列成像，对肝癌病灶内部的组织结构变化（如出血坏死、脂肪变性以及包膜）的显示和分辨率均优于 CT。对良、恶性肝内占位与血管瘤的鉴别优于 CT。②无须增强即能显示门静脉和肝静脉的分支。③对于小肝癌的诊断，尤其普美显造影剂 MRI 优于 CT。因此在有条件的医疗机构中，一般建议使用磁共振成像作为肝癌的主要影像学诊断手段。

PET-CT 在肝癌临床诊断方面的敏感性和特异性还需要进一步提高，不能单独作为肝癌的确诊手段，且在我国大多数医院尚未普及应用，不推荐其作为肝癌诊断的常规检查方法，但可以作为其他方法的补充。

▶ 必须经肝穿刺检查才能确诊肝癌吗？

在所有实体肿瘤中，唯有肝癌可采用临床诊断标准来确诊，即可通过慢性肝病背景、影像学检查及甲胎蛋白来诊断。一般以上检查的结果难以确诊是否患有肝癌时，如某些甲胎蛋白阴性的患者，可考虑做肝穿刺检查，以明确诊断。

▶ 肝穿刺活检的准确性如何？

经皮肝穿刺空芯针活检或细针穿刺活检，并进行组织学或细胞学检查，可以明确诊断肝癌，对于明确病理类型、判断病情、指导治疗以及评估预后都非常重要。但由于肝脏活检能获取的组织较少，一次活检有时并不能确诊为肝癌，容易出现假阴性，这种情况需要注意。

▐▶ 肝穿刺检查会有风险吗？

肝穿刺检查有一定的局限性和危险性。行肝穿刺活检时,应注意防止肝脏出血和针道癌细胞种植。患者如有明显出血倾向, 患有严重心脏、肺部、脑部、肾脏等疾病或全身器官衰竭,可视为禁忌证。

第五章 ◀◗

肝癌的微创治疗、放化疗和中药治疗

▶ 肝癌的微创治疗包括哪些？

肝癌的微创治疗是指采用相对于手术而言创伤更小的治疗肝癌的外科方法。近年来，具有微创特点的肿瘤局部消融技术不断应用于肝癌治疗，不仅适用于早、中期的肝癌及深部肿瘤，对于晚期肝癌也有较好的治疗效果。其基本原理是使用物理（如射频消融、微波固化、激光、冷冻）或化学（如瘤内药物注射）方法破坏肿瘤组织，使肝肿瘤细胞坏死，从而达到治疗的目的。

▶ 什么是射频消融治疗肝癌？

射频是一种特定频率的电磁波，由射频发生器产生。1995年，意大利医生罗西首次将射频应用于治疗肝癌。

射频消融治疗肝癌的原理是，通过射频在电极针周围产生离子震荡并发热，使局部温度达到90~100℃，从而使肿瘤组织发生凝固性坏死。使用超声引导下经皮消融的方法，具有安全、操作简便、易于反复施行、成本费用相对低的显著优点，对于有肝硬化背景和高度复发倾向的肝癌患者来说，临床依从性较高，在我国已得到广泛的应用。

▶ 射频消融治疗肝癌的效果如何？

对于符合射频消融治疗的肝癌患者，是外科手术以外的最好选择。它对单发肿瘤直径不超过3cm的小肝癌大多可获得根治性治疗，其长期预后与手术效果相当。

▶ 哪些患者适合做射频消融治疗？

以下患者均适合做射频消融治疗：①单发肿瘤直径不超过3cm或多发结节少于3个且最大直径不超过3cm，无血管、胆管侵犯或远处转移的现象，肝功能Child-Pugh A级或B级的早期肝癌患者；②无严重肝、肾、心、脑等器官功能障碍,凝血功能正常或接近正常的肝癌患者;③不愿意接受手术治疗的小肝癌以及深部或中心型小肝癌患者;④手术切除后复发、中晚期等各种原因而不能手术切除的肝癌患者;⑤肝脏转移性肿瘤进行化疗后、等待肝移植前控制肿瘤生长以及移植后复发转移的肝癌患者。

▮▶ 射频消融治疗能代替手术切除治疗小肝癌吗?

射频消融和手术切除治疗小肝癌各有优点和缺点,应该根据病情合理地选择射频消融和手术切除,并发挥各自优势。

对于周围型的小肝癌,即在肝脏边缘的肝癌,手术切除方法简单且彻底,而该部位的小肝癌,如用射频消融的方法治疗,容易有出血的并发症。对于深在肝实质内的小肝癌,手术切除需要切除较多的正常肝脏组织以防止有残余的肿瘤细胞,如用手术切除就不合适,此时更适合采用射频消融治疗,因其安全、损伤小,同时治疗效果也好。

此外,如果是肝硬化严重的小肝癌,手术切除的风险大,则更适合用射频消融治疗。

▮▶ 射频消融治疗有哪些并发症?

有研究报道,经射频消融治疗的肝癌患者死亡率为0.3%,总的并发症发病率为7.6%。主要并发症有:①胃肠道穿孔。其发病率约为0.3%。常发生在既往有右上腹手术史或肿瘤距肝包膜在1cm以内且靠近胃肠道的患者。②腹腔出血。其发病率约为0.5%。出血易发生于肝硬化等患者,一般来源于消融区、肝转移灶、针道、肝内血肿破裂等。③肝脓肿。其发病率约为0.3%。常发生于伴有糖尿病或胆道中有气体者。④肝衰竭。其发病率小于0.1%。往往由于患者术中多次接受射频治疗,为追求彻底灭活肿瘤或中心血管形成血栓等引起。⑤针道肿瘤种植。其发病率约为0.5%。大部分出现在术后4~18个月,易发生在肿瘤表浅的位置导致灼烧针道不便、肿瘤较深而行针刺活检、甲胎蛋白基础水平高及低分化的患者。次要并发症及副作用有：疼痛、消融术后综合征（表现与流感相似，如低热、全身乏力等。如果消融范围很大，症状可在术后迅速出现，有时会持续2~3周，甚至高热、昏睡）、皮肤灼伤等。

▌▶ 无水酒精注射和射频消融治疗小肝癌，哪个效果更好？

荟萃分析显示：射频消融治疗较经皮无水酒精注射更能提高小肝癌的3年生存率、1年和3年无瘤生存率，并能减少1年和3年局部复发率。

▌▶ 什么是微波消融治疗肝癌？

微波消融治疗肝癌的原理是微波辐射肿瘤组织后，吸收微波的肿瘤组织产生高速振荡，进而转化为热能，使肿瘤组织发生凝固性坏死，且凝固的肿瘤组织温度可达60℃。微波消融治疗能持久地杀灭肿瘤细胞。

▌▶ 射频消融和微波消融治疗肝癌，哪个效果更好？

射频消融和微波消融治疗肝癌在完全消融率、治疗后肿瘤局部复发率、治疗后并发症以及无瘤生存率方面均无统计学差异，因此目前尚不能判断射频消融和微波消融治疗肝癌的远期疗效孰优孰劣。

▌▶ 什么是氩氦刀冷冻治疗？

氩氦刀冷冻治疗的基本原理是：氩氦刀为热绝缘中空超导刀，用常温高压氩气制冷，再用常温高压氦气复温，高压氩气和氦气依次通过刀头，是一个快速冷冻后迅速回暖的过程（从-180℃回升到-20℃），且可在一次操作中多次循环。通过骤冷骤热的过程使冰球爆裂，达到比单纯冷冻更好的效果。此外，患者体内可产生低温效应，提高免疫功能，以控制肝癌转移和对已转移的癌细胞产生免疫作用。

▋▶ 什么是海扶刀治疗？

海扶刀治疗又称高强度聚焦超声肿瘤治疗系统。其治疗原理为利用超声波具有的组织穿透性和可聚性等物理特征，将体外低能量超声波聚焦在体内病灶处，通过焦点处高强度超声波产生的高温效应，使靶区内组织完全损毁，但不损伤靶区外组织，此方法实现了无创治疗实体肿瘤。

▋▶ 射波刀、伽马刀和光子刀能治疗肝癌吗？

射波刀、伽马刀和光子刀都属于立体定向放射治疗的范畴，即利用射线束来治疗肿瘤的一种方式，区别在于应用的媒介——射线的性质不同。上述方法均可用于治疗肝癌，其治疗的效果和生物治疗相似。

▋▶ 什么是粒子植入疗法？

粒子植入疗法的全称为放射性粒子植入治疗技术，是一种将放射源植入肿瘤内部，让其持续释放出射线以摧毁肿瘤的治疗方法，是近年来新兴的恶性肿瘤治疗手段，具有疗效确切、创伤小及并发症少的特点，特别适用于实体肿瘤的保守治疗，目前已经广泛应用于临床。放射性粒子植入治疗技术涉及放射源，其核心是放射粒子。每个放射粒子就像一个小太阳，其中心附近的射线强度最强，准确植入可最大限度地降低对正常组织的损伤。

▋▶ 粒子植入疗法治疗肝癌有效吗？

有研究报道粒子植入对肝癌及其转移瘤的治疗有效率为71.1%，局部控制率为81.5%，疼痛缓解率为72.7%，效果令人满意。粒子植入疗法对于传统肝癌治疗方法难以控制的，晚期肝癌的肝外转移灶以及肝内播散灶有很好的疗效，同时无放射性肺炎、肝功能损伤、骨髓抑制等常见的并发症。对顽固的门静脉癌栓也有一定的疗效,同时还有很好的止痛效果,可明显改善患者的生活质量。

▮▶ 肝癌需要化疗吗?

早在 20 世纪 50 年代系统性化疗就用于治疗原发性肝癌。多数传统的化疗药物,包括阿霉素、5-氟尿嘧啶、顺铂和丝裂霉素等,都曾经用来治疗肝癌,但单药治疗效果的有效率都比较低(一般 <10%),可重复性差,毒副作用明显,且没有改善生存时间,因此多年来研究停滞不前,迄今尚无标准治疗的化疗药物或方案。

近年来,新一代的细胞毒性药物(如奥沙利铂、卡培他滨、吉西他滨及伊立替康等)相继问世,使得胃肠癌的化疗有了长足的进步,预后改善显著,同时也推动对肝癌系统性化疗的研究。目前认为,对于没有禁忌证的晚期肝癌患者,系统化疗优于一般支持性治疗,仍不失为一种可以选择的治疗方法。

▮▶ 治疗肝癌的常见化疗药物以及常见不良反应有哪些?

常见的化疗药物有:5-氟尿嘧啶、顺铂、奥沙利铂、卡培他滨、吉西他滨及伊立替康等。

化疗常见的不良反应是胃肠道反应,患者常会出现恶心、呕吐、腹痛、腹泻和便秘等,也可能出现口腔黏膜或消化道黏膜溃疡导致的便血等。骨髓抑制也是常见的不良反应,其中以白细胞减少最为常见,其次是血小板减少。如果没有明显的消化道出血,一般不会立即出现贫血。标准剂量下的化疗可以出现肝脏功能和肾脏功能的损伤。一般来说,化疗药物对卵巢和睾丸的功能性产生一定程度的影响,从而影响生殖功能。患者也会出现脱发等情况。因化疗药物种类很多,不同的化疗药物对身体各脏器的毒性作用是有一定差别的。

放疗对肝癌治疗有效吗？

放疗的全称为放射治疗，是恶性肿瘤治疗的基本手段之一，但在 20 世纪 90 年代以前，由于放疗效果较差，且对肝脏损伤较大，因此原发性肝癌患者较少接受放疗。20 世纪 90 年代中晚期，三维适形放疗和调强适形放疗等现代放疗技术逐渐成熟，为放疗在肝癌治疗中的应用提供新的机会。国内外学者陆续报道采用现代放疗技术治疗不能手术切除的原发性肝癌的研究成果，对于局限于肝内的肝癌患者，放疗结合介入治疗的 3 年生存率可达 25%~30%。

中药治疗肝癌有效吗？

在多种恶性肿瘤治疗中，肝癌是中医药治疗中最常见到效果的肿瘤之一。中医以整体观念根据患者的全身特点辨证论治，适用于各型、各期的肝癌。中医药治疗应注意整体的扶正与祛邪兼顾，根据肝癌患者的不同情况，采用不同的治疗原则和方法。一般来说，中医药治疗肝癌的优势在于有利于稳定病情，毒副反应轻微，症状改善较明显，可使病情发展减缓，患者易于接受且费用比较低。目前认为中医药可以作为肝癌的辅助治疗，有助于减少放化疗的毒性，改善肝癌的相关症状，提高生存质量，并且有可能延长生存期。

第六章

肝癌的手术治疗

▮▶ 有人认为肝癌外科手术后会进展得更快,是这样吗?

在条件允许的情况下,外科手术是治疗癌症的首选方法。外科手术治疗主要为局部病灶的治疗性切除,多应用于早、中期的肝癌患者,对某些早期实体肿瘤是首选的治疗方法。尤其是肝癌,如发现得早,采取手术切除可获得较彻底的治疗。即使手术也不可能完全彻底地清除癌灶或癌细胞,但手术后的病理诊断和浸润范围会更加明确,使残余少量的癌组织和细胞也可被其他方法所消灭,因此选用外科手术是当前最有效和最普遍的一种肿瘤治疗手段。肿瘤细胞扩散是病程进展的必然阶段,并不会因为手术而诱发或增加。

另外,大量的研究已证实,无瘤操作技术可有效减少根治性手术后肿瘤的局部复发和远处转移,从而改善患者的预后,延长患者的无瘤生存期。无瘤操作技术是指在恶性肿瘤的手术操作中为减少或防止癌细胞的脱落、种植和播散而采取的一系列措施。因此,外科手术不会刺激肝癌的增长及扩散。

▮▶ 手术切除能治愈肝癌吗?

尽快采取早期肝癌的治疗措施,是唯一可能治愈肝癌的方法。一般来说,早期肝癌的治疗应以手术切除为首选方法。其预后主要取决于是否及时采取恰当的治疗手段。一般来说,早期肿瘤较小,未发生扩散及转移,手术可以根治性切除病灶,术后可采取一定的治疗手段以防止复发。对于中晚期的肝癌患者主要采用非手术治疗的方法,以介入治疗为首选。这种方案主要适合不能切除的非转移性肝细胞肝癌患者,不适宜肝功能失代偿者,否则会出现严重的并发症。

▮▶ 肝癌手术治疗的适应证和禁忌证有哪些?

适应证:①患者全身状况良好,无黄疸、腹腔积液和下肢水肿或远处多发性转移者;②肝功能正常或处于代偿期;③不伴有严重心、肺、肾功能障碍;④各种影像学检查显示肿瘤局限于肝的一叶或半肝,有切除的可能性者;⑤根治性切除术后复发性肝癌,癌肿较小或局限,其他各项亦符合上述条件者。

禁忌证:黄疸、腹腔积液和远处多发性转移。①针对肝门区肝癌压迫胆道引起梗阻性黄疸的患者,亦可考虑有选择性地剖腹探查,肿瘤切除,肝动脉插管化疗和肝动脉结扎,使肿瘤体积缩小,并有助于缓解胆道梗阻,同时延长生存期;②对于同时伴有肝外孤立的转移性肝癌,亦可有选择性地进行肝内原发癌和肝外转移灶(如孤立的肺转移)的一期切除或分期切除;③伴有门静脉分支癌栓的肝癌,可考虑进行肝癌合并癌栓的切除或在切除肝内原发癌的同时,清除门静脉癌栓。

▶ 什么是肝癌根治性切除术?

肝癌的治疗仍以手术切除为首选,早期切除是提高生存率的关键。根治性切除术即是将肿瘤连同区域的组织及淋巴结整块切除,也就是将所见到的肿瘤以及肿瘤附近可能受到肿瘤侵犯的部位一次性切除,这种手术可能使患者根治。

根治性肝切除的局部病变,必须满足下列条件:①单发性肝癌,切除后剩余肝脏体积达到标准肝体积的40%以上;②多发性肝癌,结节少于4个。对于多发性肝癌,相关研究均显示,在满足手术的条件下,肿瘤数目少于4个的多发性肝癌患者可从手术中获益;若肿瘤数目多于4个,即使手术已切除,其疗效也并不优于肝动脉介入栓塞等非手术治疗。

由于根治性切除仍有相当高的复发率,故术后宜定期复查甲胎蛋白及超声,以监测病情复发的情况。

▶ 为什么有时会做姑息性手术?

姑息性手术是以切除局部的全部或部分病灶、缓解症状、减少痛苦为目的的手术。其能够提高患者的生活质量和延长生存期。对较晚期的癌症患者,有广泛的病变或已有远处转移而不能经手术根治,但又必须靠手术来缓解癌症所导致的梗阻、出血、感染、压迫等症状时,患者的身体情况只要能耐受手术,都可施行姑息性手术。

姑息性手术不但可以缓解症状,减轻患者在精神上和身体上的痛苦,而且可以提高晚期患者的生存质量。但原发性肝癌进行姑息性手术后往往肿瘤的生长速度会变得更快,因此,原发性肝癌并不推荐进行姑息性手术。

▐▶ 手术切除是所有肝癌治疗方法中最好的吗?

手术切除适用于能最大限度地切除瘤灶,并尽可能地保留正常肝组织,且具有较好肝功能的早、中期肝癌患者。对于一些中晚期的肝癌患者,手术切除已无法达到根治性切除的目的,手术带来的创伤与术后的生存获益达不到平衡,非手术治疗就会成为首选治疗方法。能手术切除的中晚期原发性肝癌患者,但由于其他原因(如高龄、严重肝硬化等)不能或不愿接受手术的患者,介入治疗可以作为非手术治疗中的首选方法。除此之外,靶向药物在肝癌领域的应用已展现出显著的优势,成为晚期肝癌患者的重要治疗方法。

▐▶ 肝癌手术切除的安全性高吗?

外科手术是治疗肝癌的主要手段,30%~40%的肝癌患者可以进行根治性手术切除或肝移植。近年来肝癌外科的发展已不再单纯重视外科技巧方面的改进,肝储备功能、肿瘤可切除性的精确评估、肿瘤生物学对外科治疗的影响、肿瘤复发和干预转移等方面已成为外科领域的研究热点。肝切除术前的肿瘤情况及肝储备功能的评估非常重要,必须经影像学检查来评估患者的情况。利用 CT 或磁共振成像的肝脏三维重建技术,可以清晰地显示肿瘤与肝内血管的关系,并可估算任意切线下肿瘤切除后余肝的体积,对可切除性的评估有一定帮助。因此,从肝功能、肝硬化程度及余肝体积测定这几个方面来综合评估肝储备功能,并建立临床可用的预测模型,有助于提高手术的安全性和肿瘤的切除率。伴随着手术技术的发展,肝癌切除手术中的安全性及可靠性大大提高。其关键技术包括4个方面:精确评估规划技术、精准肝门解剖技术、精细肝实质离断技术与精良术后管理技术。有研究结果显示:术中出血量(>800mL)和术中输血是影响患者术后并发症发病率及病死率的独立危险因素,因此,术中控制出血量非常重要。超声吸引刀、超声止血刀等精密器械的广泛应用及止血技术的进步,显著降低术中出血量及输血率。此外,精准肝切除在彻底清除肝癌的同时,能够最大限度地保护剩余肝脏,并减少肝癌术后的转移和复发。目前的临床研究显示,精准肝切除具备术前评估准、术中出血少、术后恢复快、整体并发症少等优点。因此在大型肝胆治疗中心,肝切除的围术期死亡率已低于3%,甚至一些中心有超过千例零死亡率的报道。

▶ 肝脏最多能切掉多少?

对于无肝硬化情况的肝脏来说, 通常认为剩余肝脏体积在40%以上为安全界限, 无肝纤维化和脂肪肝的情况下安全界限可以放宽到30%以上。因此,对于剩余肝脏体积在30%以下的,国际上均称为"极量肝切除",也有剩余肝脏体积为20%~30%的个别情况。手术中要最大限度地保留肝功能,术后应加强残留肝脏的功能保护,及时处理并发症。因此,术前的肝功能及体积评估显得尤为重要。

▶ 肝癌手术切除后会大伤元气吗? 需要多久才能恢复?

人的肝脏重量占人体质量的1/50~1/36。正常人切下60%~65%的肝脏都是可以耐受的,肝脏在术后会发生代偿性肥大,最终会恢复到和原来的肝脏一般大小。只要没有发生术后肝功能不全的情况,患者也无须特别注意,正常饮食和休息即可。人体肝脏的再生能力较强,一般来说,经过3个月左右循序渐进的调理以及适应,肝脏的消化功能会恢复到术前 70%~80% 的水平。

▶ 肝癌合并门静脉癌栓也能手术切除吗?

根据《原发性肝癌诊疗规范(2020 年版)》的指导建议,不管肿瘤的大小、数量、有无门静脉或肝静脉癌栓或胆管癌栓,一般肝功能Child-Pugh评分为 A 级、肝静脉压力梯度(HVPG)<12mmHg(1mmHg≈0.133kPa),且吲哚菁绿 15 分钟的滞留率(ICG15)<20%,在此基础上,可再利用影像学技术估算预期切除后的余肝体积,其占标准肝体积的 40% 以上的患者,建议手术切除。手术禁忌证有:①门静脉主干有癌栓;②心肺功能差或合并其他重要器官系统严重疾病而不能耐手术者;③肝硬化严重,Child-Pugh 评分为 C 级;④存在肝外转移。

▶ 肝细胞肝癌和胆管细胞癌的治疗方法有什么区别?

肝脏主要有两大类细胞,就是肝细胞和肝内的胆管细胞,原发性肝癌就是从这两种细胞演变而来。由肝细胞演变来的叫肝细胞肝癌,由肝内胆管细胞演变来的叫胆管细胞癌。《柳叶刀》杂志曾指出,胆管细胞癌是一种少见的恶性肿瘤,约占总体胆管来源恶性肿瘤不到 10%。其早期临床症状一般不明显,故确诊时往往已处于晚期,预后差。其临床病程短,进展快,手术切除率低,预后不良。本病首选治疗为根治性切除,但因早期诊断较困难,且肿瘤具有向肝外扩散的倾向,手术切除率较低。胆管细胞癌传统手术无法切除和无法耐受手术者,可以考虑肝移植手术、介入治疗、肝动脉栓塞、无水酒精注射、放疗和化疗等。近年来,II 期临床试验已证实,术后辅助化疗可以改善胆管细胞癌的生存预后。因此,不同于肝细胞肝癌对化疗的极不敏感,胆管细胞癌术后辅助全身化疗已成为常规治疗方法。

▶ 什么样的肝癌适合做腹腔镜切除?

根据《腹腔镜肝切除专家共识与手术操作指南(2013 版)》,腹腔镜肝切除的适应证如下：①肝左外叶肿瘤，右肝肿瘤一般限于边缘型、较表浅、粘连不太严重的；②瘤体不宜过大，一般控制在 10 cm 以下；③患者肝功能正常，心、肺、肾等重要脏器功能正常；④上腹部无手术史。

▶ 肝癌手术切除后复发率高吗？

既往根治性肝切除术后肝癌复发率较高，但随着医疗技术的发展，现在肝切除已进入精准阶段，预后有了改善。精准肝切除是一种全新的外科理念和技术体系，它的目标是：争取达到最小的创伤侵袭、最大的肝脏保护和最佳的康复效果。过去医生在做肝切除时常处于矛盾和纠结状态，切多了怕术后肝衰竭，切少了又怕肿瘤切不干净而导致术后复发。现在提倡精准肝切除的理念后，医生可以很好地在根治病灶、保护肝脏和减少机体创伤之间找到平衡。同时伴随着精准肝切除的发展，肝癌术后的生存率已显著提高。

▶ 肝癌手术切除后容易复发的原因是什么？

临床上多项研究证实：乙型肝炎病毒感染、肿瘤大小、肿瘤数目、肿瘤包膜、血管侵犯、肿瘤分化程度均与肝癌术后复发相关，都可能是引起肝癌复发的危险因素。乙肝所致肝硬化时，发生癌变的肝脏其他部位也可能同时或在不同时期发生癌变。由于肝癌细胞恶性程度高，癌组织生长迅速，而肝脏的血液供应又丰富，所以癌细胞容易侵犯到肝脏血管内，通过血流转移到肝内的其他部位。目前的诊断方法无法发现肝内较小的病灶，手术后残留的癌细胞也继续生长，这些均是肝癌手术切除后容易复发的原因。

因此，患者术后应进一步进行巩固治疗，并改善饮食结构。饮食宜清淡、易消化，不宜进食过多高蛋白、高脂肪食物，遵医嘱服药并定期到医院复诊，身体如有不适应及时就诊。

▶ 如何诊断肝癌切除术后的复发？

患者术后应定期到医院复诊，术后前 3 个月应每月 1 次行上腹 B 超及血生化、肿瘤标志物的检查。以后最好每 3 个月复查 1 次，若发现甲胎蛋白持续升高、肝功能或 B 超诊断异常，应进行上腹增强 CT 或磁共振成像检查以明确原因，必要时行穿刺活检，做到早发现、早治疗。

▶ 肝癌切除术后复发还能再做手术切除吗？

对于手术后肝功能良好，肝内复发肿瘤少于 3 个，肝外单发的可切除的转移肿瘤，均可再次或者多次进行手术切除。再次切除的主要困难是：初次切除时切除了较多的肝脏组织、术后严重的粘连以及肝内外多个复发肿瘤而无法进行手术切除。随着手术技术的提高和各种新的治疗方法的应用，除了对复发性肝癌的再手术切除治疗外，又先后出现经皮穿刺肿瘤内无水酒精注射、经皮肝动脉栓塞化疗、微波固化、射频消融、氩氦刀冷热、适形放疗、X 线立体定向放疗等治疗方法。然而，并不是每位复发的肝癌患者都适合再切除治疗。

▶ 肝癌切除术后预防复发的辅助治疗有哪些？

肝癌的复发转移是目前肝癌研究领域内的主要课题之一，经研究证实，肝癌复发可能存在 3 个环节，即肝内局部、门静脉和体循环内癌的侵袭；同时也可观察，并对其进行预防复发的相应治疗，术后包括干扰素、经皮穿刺肝动脉栓塞化疗、索拉非尼、免疫治疗及中药等，对具有特定的肿瘤病理学特性和肝功能代偿情况的肝癌患者，均可能起到抑制复发、延长生存期的作用。

▶ 干扰素能预防肝癌切除术后复发吗？

有研究表明，干扰素治疗可以显著抑制肝肿瘤细胞的生长、转移和切除后的复发。但是由于人体的复杂性,干扰素不可能在所有患者身上都能显示出良好的效果。进一步提高疗效的关键在于找出对干扰素治疗的敏感患者的特征,以减少发生复发的情况。

▮▶ 肝癌切除术后为何要随访?

肝癌的复发率较高,因此要定期复查。对于肝癌的复发,可以早发现,早治疗,这样才能巩固治疗效果,提高患者的生存获益。此外,肿瘤进行外科手术治疗后,要依据肿瘤的分期、病理类型、肿瘤转移的情况等进行综合性的巩固治疗,如化疗、介入和生物治疗等,以达到长期性的治愈。患者的饮食、功能锻炼都应在随访中得到医生的指导。同样,医生通过随访、观察可以获得十分有价值的科学资料。

临床上遇到的患者大部分已为中晚期,治疗的最后结局有些不尽如人意,患者在生命的终末期,常要经历较长一段时间的肉体痛苦和精神折磨,并且日益加重。这种痛苦的情绪,也会破坏人体的免疫功能,诱发肿瘤的复发。因此,对这类患者进行定期或不定期的复查,可及时发现问题,从而采取有效的心理治疗。

▮▶ 肝癌切除术后也要做胸部 X 线检查吗?

肝癌术后应定期进行胸部 X 线检查。肝癌患者术后复发的情况也比较多,肺部又是肝癌容易转移的部位之一,因此即使进行肝癌切除术也不能掉以轻心,也要定期复查胸部 X 线,一般每半年复查一次。胸部 X 线检查肺转移比较敏感,准确性也比较高。肝癌的肺转移可在胸部 X 线上表现为肺野内圆形的小结节,且多数为多发性的,多见于肺的外野。如遇到表现不典型的病灶,还需要进行肺部 CT 检查来帮助诊断。例如,在术后随访过程中,甲胎蛋白升高,但肝脏的影像学检查没有发现复发,而胸部 X 线检查也没有发现肺转移灶,此时不排除存在肺部微小转移灶的情况,有的患者需要通过肺部薄层 CT 检查做进一步诊断。

▶ 肝癌出现肺转移应如何治疗？

原发性肝癌肺转移的原发灶如已切除，而且肺转移灶为单发，可考虑进行手术切除、局部射频消融或放疗。肺转移如系多个转移灶或弥漫双肺者，可考虑靶向治疗（索拉非尼）、化疗或生物治疗。如原发性肝癌肺转移的原发灶未治疗，或治疗未见控制，转移灶为单个或较为局限，亦可考虑放疗。

▶ 肝癌术后的护理要注意哪些问题？

肝癌手术后一般需要禁食3天，待恢复肠道蠕动后，可先给予全流质食物，逐渐过渡到半流质食物，再到正常饮食。术后3个月内注意休息，增加肝脏的血流量，减轻肝脏负担，有利于肝脏修复和肝功能恢复。肝癌术后护理要注意劳逸结合，进行适当锻炼，如慢跑、散步等，避免劳累和重体力活动，注意自我保护。肝癌患者术后发生呃逆多为暂时性的，但有时也可为顽固性的，可能是中枢神经或膈肌受到刺激而引起的。术后早期发生呃逆者，可采用压迫眶上缘，短时间吸入二氧化碳，抽吸胃内积气、积液，并给予镇静或解痉药物等治疗方法。出现顽固性呃逆的患者，应做B超检查，看有无膈下积液或感染，以便及时处理。

▶ 肝癌术后饮食需要注意什么？

当患者可以进食时，应选择一些高热量、优质蛋白质、高维生素、低脂、低钠和易消化的食物。补充高营养，尤其是补充足够的优质蛋白质、维生素，这对肝癌患者来说应是利大于弊，可以有助于尽可能多地杀死肿瘤细胞。少食多餐为基本饮食原则，避免生冷、硬性、油炸、辛辣

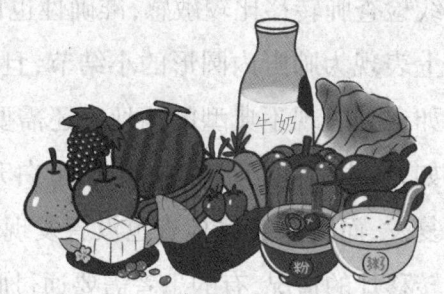

等刺激性食物,多吃新鲜水果、蔬菜。维生素 A、维生素 C 等都有一定的辅助抗肿瘤作用。胡萝卜素进入人体后可转化为维生素 A,维生素 C 主要存在于新鲜蔬菜、水果中,所以肝癌术后护理应多吃胡萝卜、菜花、黄花菜、白菜、无花果、枣等。同时应严格戒烟、戒酒。

▮▶ 肝癌术前需要做哪些抗病毒治疗? 抗病毒治疗有哪些药物?

在世界范围内,半数以上的肝癌与感染乙型肝炎病毒有关,在亚洲乙型肝炎病毒感染高流行,比例高达 70%~80%。肝癌术前进行抗病毒治疗,可使患者的病毒复制降至低水平,大大缩短患者等待手术的时间,也降低患者术中及术后由于手术刺激及剩余肝脏不能代偿所致急性肝衰竭的风险。

目前治疗慢性乙型病毒性肝炎的药物包括干扰素(标准或聚乙二醇干扰素)、核苷(酸)类似物(阿德福韦酯、替比夫定和富马酸替诺福韦等)。较常用的是拉米夫定及恩替卡韦。一般术前进行一周抗病毒治疗后复查肝功能及病毒复制的情况,并依据肝功能检查结果决定手术时间。

▮▶ 肝癌术后需要抗病毒治疗吗?

与乙型肝炎病毒感染相关的肝癌患者进行根治性切除术后复发率较高。其中,乙肝复制水平是肝癌术后复发的决定性因素之一。肝癌手术,包括创伤、术中肝门阻断、药物等均可能引起乙型肝炎病毒的复制活跃,使炎症反应加重,导致肝脏微环境发生变化,在此基础上可能引起循环中的肿瘤细胞在肝内定植,或引起肝癌的微转移灶加速生长,进而加速肝癌患者的肿瘤复发,从而影响患者的预后。

目前已有多项临床研究证实,术后抗病毒治疗可显著改善与乙肝相关的肝癌患者根治性治疗后的生存率,并降低肿瘤复发的风险。因此,对于患有乙肝的肝癌患者,术后需要长期进行抗病毒治疗,如此才能提高根治性切除术后的生存获益。

第七章 ◀▮

肝癌的介入治疗

▐▶ 什么是肝癌的介入治疗？

肝癌的介入治疗是在不开刀和不暴露病灶的情况下，在血管、皮肤上做一个直径几毫米的微小通道，或经人体原有的管道，在影像设备（血管造影机、透视机、CT、磁共振成像和 B 超）的引导下，一种对病灶局部进行治疗且创伤最小的治疗方法。它是目前非开腹手术治疗肝癌的首选方法，其疗效已得到肯定。

介入治疗按照途径大致可分两种：一种是经血管的介入治疗；另一种是非经血管的介入治疗。

（1）经血管的介入治疗。这是目前使用最多的治疗方法，是经股动脉穿刺，在血管造影机的引导下（透视）将导管从股动脉送到肝动脉中，在目标肝动脉中注射相应的化疗药物和栓塞剂。在正常情况下，肝脏由肝动脉和门静脉供血，其中门静脉供血占 75%~80%，肝动脉供血占 20%~25%。由于肝癌患者的供血具有特殊性，非常丰富，而且单一。而肝癌患者的供血恰恰相反，95% 以上是肝动脉供血，极少是门静脉供血，这就为治疗带来了方便。通过肝动脉插管可使药物直接进入肿瘤组织，提高局部的药物浓度，并对癌细胞进行杀伤。

另外，应用一些栓塞物质（如碘油、吸收性明胶海绵等）对肝癌的供血动脉进行栓堵，切断其营养来源，导致肿瘤组织坏死，从而达到治疗的目的。从这个角度来说，介入治疗对肝癌患者来说是非常合理的。由于科学技术的提高，介入用的导管、导丝、穿刺针等有了较大的改进，加之人们对肝癌的研究及认识较多，因此肝癌的治疗方法也较多，如肝动脉插管化疗、热化疗、肝动脉插管栓塞、热栓塞、经皮穿刺无水酒精注射、经皮穿刺碘油加化疗药物注射和肝癌同位素导向治疗等。

（2）非经血管的介入治疗。如经皮、经肝的消融治疗，不管是射频、微波，还是冷冻，这些局部的介入治疗目前统称消融治疗。这些消融治疗的方法都是运用物理或者化学的方法作用于肿瘤局部，使得肿瘤细胞消融和坏死。

在经血管的介入治疗和非经血管的介入治疗方法中，经血管介入治疗比较成熟，因此适应证比较广泛。非经血管的介入治疗方法适应证比较局限，有些患者不适合选择非经血管的介入治疗方法。

▶ 介入治疗的效果怎么样？

介入治疗已经被公认为中晚期肝癌的首选治疗方法。采用局部靶向药物灌注、肿瘤血管栓塞等方式集中杀灭肿瘤细胞，最大限度地降低肿瘤负荷(减少恶性肿瘤数量和体积)，并结合 CIK 细胞过继免疫治疗、抗肿瘤血管生成药物等方法。介入治疗在临床上取得良好的治疗效果，能有效改善患者生活质量和延长患者生存期，并可能逆转部分肝癌患者的肿瘤分期，使不能切除的肝癌病例转化为可切除的肝癌病例。

肝癌介入治疗的优点如下。

(1)定位准确，疗效确切。治疗有效果的患者可见到甲胎蛋白迅速下降，肿瘤缩小，疼痛减轻等。

(2)治疗机制。介入治疗局部药物浓度较全身化疗高数十倍，而且可阻断肿瘤供血，因此双管齐下疗效好，毒性也较全身化疗要小。

(3)其属于微创手术，操作简单易行，安全可靠。

(4)副作用小，并发症少。年老体弱及有某些疾病的患者也可以进行，不需要全身麻醉，术中可保持清醒。

(5)费用相对比较低。

(6)可以重复进行，诊断造影清晰，便于对比。

(7)对部分肝癌可经介入治疗缩小体积后，再行二次切除。

(8)介入治疗可作为综合治疗晚期肿瘤的重要手段之一。

▶ 肝动脉栓塞和肝动脉栓塞化疗有什么区别？

肝动脉栓塞是通过导管将栓塞剂选择性注入肿瘤血管和肿瘤供血动脉，以达到阻断肿瘤供血和封闭肿瘤血管床的目的，从而抑制肿瘤的生长。这相当于把肿瘤"饿死"。常用的栓塞剂有超液化碘油和吸收性明胶海绵等。

肝动脉栓塞化疗就是经导管既给化疗药物,又给予栓塞剂。通过两种途径消灭肿瘤。这样可使靶细胞局部药物浓度提高和延长药物与病变部位的接触时间,并且减少全身的药物总剂量,从而达到提高疗效和减少副作用的目的。化疗药物的疗效与肿瘤所在部位药物的有效血浓度和药物与肿瘤接触的时间呈正相关。

▶ 肝动脉栓塞化疗适合哪些患者?

肝动脉栓塞化疗适用于以下情形的患者:①各种原因认为不能手术切除的原发性肝癌或转移性肝癌,或者患者不愿手术的小肝癌;②作为不能手术切除的肝癌手术前的准备,通过介入治疗,使病灶缩小,另外介入治疗后可减少肿瘤的扩散和复发;③肝癌手术切除不彻底,术后复发或其他方法治疗失败;④肝癌的病灶不破裂出血;⑤肝、肾功能无严重损害;⑥无严重的黄疸及腹腔积液;⑦患者全身状况良好,无严重的出血性疾病。

▶ 肝动脉栓塞化疗的治疗效果如何?

肝癌中晚期未经治疗的患者,其生存期为 2~6 个月,介入治疗可以让患者带瘤生存。文献报道,肝癌中晚期经介入治疗后,1 年、3 年、5 年、7 年的生存率分别为 65.2%、28%、16.2% 和 9.4%。肝动脉栓塞化疗是安全有效的,而且还可以改善患者的远期生存率。

▶ 肝动脉栓塞化疗有哪些并发症?

肝动脉栓塞化疗是栓塞剂和化疗药物对肝脏产生的作用,并会对正常的肝组织造成一定的损害,但是相比于手术切除及全身化疗对肝脏的损害要小得多。所以它的安全性是比较高的,但也会出现如下并发症:

(1)恶心、呕吐。这与化疗药物有关,栓塞后,患者的恶心、呕吐情况可能有所加重。

（2）发热。通常温度在 38℃ 左右,少部分患者会发生高热,经过对症处理,多数患者很快都能够恢复。

（3）疼痛。栓塞造成肿瘤系统性缺血和坏死,可引发剧烈疼痛。

（4）呃逆。部分肿瘤邻近膈肌的患者介入治疗后,会出现膈肌刺激引起的呃逆症状。

（5）穿刺部位局部出血和皮下血肿。血管创伤形成夹层或假性动脉瘤;需要对患者密切观察,一般不需要特殊处理。

（6）误栓塞。即非靶血管栓塞,主要是由于插管不到位或栓子反流造成的。应采取积极的治疗措施,如给予扩血管药物和激素等治疗。

▶ 肝动脉栓塞化疗后患者为什么会发热？

一般来说,肝癌介入治疗后发热应为化疗药物致肿瘤细胞坏死吸收热。发热持续时间取决于肿瘤大小和化疗药物剂量。通常发烧在 38℃ 左右,少部分患者会发生高热,大部分患者温度在 38~39℃。也有部分发热患者是因为感染引起,这时候抗肿瘤治疗需要结合抗感染治疗。

▶ 肝动脉栓塞化疗后患者腹痛的原因有哪些？

肝动脉栓塞化疗后患者经常会出现肝区疼痛,往往在释放栓塞剂后立即出现,与肿瘤所在位置有关。越靠近肝包膜,疼痛越严重。其常见的原因如下:

（1）肝动脉为肝癌组织的主要供血血管,肝动脉栓塞化疗就是通过切断肿瘤的供血致使高浓度的化疗药物局限于对肿瘤细胞的杀灭。由于栓塞剂栓塞肿瘤的供血血管,从而引起该血管供血区缺血,并导致肝区出现组织缺血性疼痛;药物注入后肿瘤肿胀坏死,使包膜紧张而引起继发性疼痛,抗肿瘤药物及碘油混合剂作为刺激物刺激血管内膜,引起血管痉挛,造成手术中出现即时疼痛。

（2）在栓塞时容易发生误栓塞,常见的如:①胆囊动脉,误栓塞后可引起胆囊坏死、急性胆囊炎等,表现为胆囊区肌紧张、腹痛、反跳痛、发热;②肾动脉、脾动脉,误栓塞后会出现局部疼痛,活动时加重和活动受限,还可发生一过性发热。

▶ 肝动脉栓塞化疗间隔多久做一次?

肝动脉栓塞化疗的间隔时间视患者全身状况而定,一般 4~12 周可以重复进行。

▶ 肝动脉栓塞化疗后的患者如何护理?

肝动脉栓塞化疗后患者的观察及护理是一个重要的环节,穿刺侧的下肢制动 24 小时,为便于观察可禁食 6~12 小时。

密切观察患者的呼吸、血压、脉搏等变化及刀口有无渗血;注意小便的量及颜色;术后补液及使用抗生素预防治疗 3~5 天。治疗后患者可能出现恶心、呕吐、腹痛和发热等现象,应及时对症处理,1 周后一般可好转。术后应对患者进行肝功能、肾功能和血常规等复查,并注意各项指标的变化,发现问题后积极处理。

▶ 肝动脉栓塞化疗是怎么回事?

肝动脉栓塞化疗是介入治疗中的一种,属于经血管介入治疗,同时也是一种局部的化疗。其方法特点是肝癌细胞可持续暴露在高浓度的化疗药物中,从而减少全身性抗癌药物的暴露量,以及降低全身性的副作用。在进行治疗时医生会在患者的大腿股动脉处或者左锁骨动脉处开一个小孔,并将导管置入动脉,然后注射显影剂确认血管位置,同时搭配血管造影,将导管通过相应动脉以达到最靠近肝癌细胞的肝动脉分支,然后将化疗药物注入距离肝癌细胞最近的位置,以将肿瘤细胞杀死。

肝动脉灌注化疗通常会搭配栓塞疗法,也就是前面提到的肝动脉栓塞化疗。如果需要反复进行肝动脉灌注化疗，医生通常会在患者皮肤下方置入储药管，当需要治疗时直接将药剂注射到储药管中即可。

▐▶ 肝动脉栓塞化疗用哪些化疗药物？

常用药物有干扰肿瘤核酸合成的氟尿嘧啶，还有破坏肿瘤 DNA 结构和功能的铂类药物，如顺铂、奥沙利铂等。根据不同的治疗方案，也可以联合灌注细胞因子和干扰素。针对不同病理类型的肿瘤，如结直肠癌肝转移，可以同时联用伊立替康和其他生物制剂等。

▐▶ 肝动脉栓塞化疗的效果如何？

美国的指南推荐肝动脉栓塞化疗用于无法耐受手术、肝脏内肿瘤负荷大的患者；日本的指南推荐肝动脉栓塞化疗用于肝内有 4 颗以上肿瘤且肿瘤侵犯血管，以及目前不适用其他治疗方法的患者。

日本的一项研究对比肝癌合并门静脉侵犯的患者，肝动脉栓塞化疗联合一种靶向药物索拉菲尼与单用索拉菲尼的治疗效果发现，联合治疗组客观反映率和中位总体生存期更高，同时药物副作用（如白细胞、血小板减少和呕吐等）发病率也较高。在另外一个 20 项研究的荟萃分析中显示，在无法切除的肝内胆管细胞癌的患者中，单用肝动脉栓塞化疗的患者总的生存期和缓解率优于包括肝动脉栓塞化疗在内的其他动脉介入治疗方法，同时出现的副作用也更多。

第八章

肝癌的饮食治疗和
心理治疗

▶▶ 为什么说营养辅助治疗对肝癌患者极其重要？

肝癌患者因疾病本身及治疗期间的副作用,可能会出现食欲下降等情况,特别是当患者出现疲劳或不舒服时,这种情况会更加严重。对于肝癌患者来说,因其对食物消化能力的下降及身体对营养需求的增加,都会导致体重减轻、体力下降及抵抗力降低。因此,肝癌患者的营养辅助治疗就显得尤为重要。

对于肝癌患者而言,饮食宜清淡、易消化,具体食材并没有绝对禁忌,但是对于饮食中热量、营养素和水分的摄取要随着病情的变化及在治疗过程中所产生不同的副作用而做出相应的调整,这样才能帮助肝脏维持最佳状态,减轻并缓解并发症的发生。

▶▶ 肝癌患者的饮食原则包括哪些？

肝癌患者应注意以下饮食原则:

(1)摄取适当的热量,维持合理的体重。只有摄入足够的热量才能使食物的蛋白质被身体好好利用, 但是摄入过多的热量则会造成脂肪肝加重,导致肝脏负担严重,因此摄取适当的热量及维持合理的体重很重要。营养素中以糖类及脂肪为主要的热量来源,平时饮食中可以多吃些淀粉含量较高的米和面,也可摄入含有丰富糖类的水果,而脂肪的摄取主要来源于烹调用的油,食用坚果类及肉类。

(2)摄取适量的蛋白质。蛋白质是构成肌肉和免疫系统的主要成分。根据病情不同,对于无肝性脑病的患者,摄取足够的蛋白质有助于肝脏组织的修复和细胞再生。蛋白质中尤以动物类蛋白质具有较高的营养价值,如蛋类、奶类、肉类等,植物类蛋白质则以豆类为主。

(3)避免摄取过高的油脂。避免食用油炸、油煎等易致癌的高油脂食物,因为一些肝癌患者的肝细胞分泌胆汁的能力降低,所以导致胃肠道对脂肪的消化吸收能力降低。因此,脂肪的摄取应适度。

（4）少食多餐。肝癌患者常因上腹饱胀、疼痛等症状导致食欲下降，而进食不当也会加重上腹饱胀、不适的症状，所以进餐时宜少食多餐，每天宜进食 6~8 次，而且以体积小、热量高和蛋白质含量高的食物为主。当腹胀严重时，应避免食用易胀气的食物，如青椒、洋葱和红薯等。

（5）多食用新鲜的水果和蔬菜。水果和蔬菜中不仅含有丰富的维生素、矿物质等，还包括各类植物的化学物质，是人体内很好的抗氧化剂，也具有防癌的作用，所以每天应保证适量的水果及蔬菜的摄取。

（6）多食用健康的食物。避免食用发霉、添加过多防腐剂及食品添加剂的食物，少吃刺激、辛辣的食物。

（7）避免饮酒。

▶▶肝脏手术切除患者应注意哪些饮食原则？

肝脏手术切除的患者，机体需要获得足够的营养及热量，以帮助伤口的愈合和对抗感染。因此，对于手术后的患者饮食应增加高蛋白质、高热量和富含维生素的食物，同时注意营养的均衡。

应该注意的饮食原则如下：

（1）蛋白质可少量分多次摄取，以达到需求量，避免摄入过于集中。

（2）尽量少吃油腻的食物，多食用瘦肉、鱼类等高蛋白质食物，以及蔬菜、水果等食物。

（3）锌可以促进伤口的愈合和避免味觉的减退，可以多食用富含锌的食物，如蛋类、肉类、坚果类以促进伤口的愈合。

（4）摄取富含具有止血、造血功效的维生素 C 和维生素 K，如绿色蔬菜、动物肝脏和柑橘等。

（5）对于高血糖患者，除了口服降糖药或注射胰岛素外，三餐进食糖类的量应固定，且避免食用含糖量过高的食物。

（6）如当发生急性感染性脑病时，应减少蛋白质的摄取，改成以糖类和脂肪作为热量的主要来源。

▮▶ 肝癌化疗患者应注意哪些饮食原则？

在化疗过程中，多数的化疗药物不仅可以杀伤肿瘤细胞，还可以对正常细胞造成不同程度的损伤，因此在治疗过程中，营养状况好的患者能够耐受化疗的副作用，并且使化疗药物充分发挥作用，达到良好的治疗效果。反之，营养状况差的患者，难以承受化疗带来的各种不良反应，这就会加速病情的恶化。

肝癌化疗的患者在治疗过程中与肝切除的患者饮食原则一样，都需要摄取足够的热量、蛋白质和维生素，并注意营养素的均衡。

另外还需要注意：

(1)化疗时骨髓造血细胞会遭受破坏，造成血红蛋白下降，因此适量食用含铁量较高的猪肝、牛肉、羊肉，同时搭配植物中富含铁的蔬菜(红苋菜、菠菜等)、枣及富含维生素C的水果，可以有助于铁的吸收，并弥补血红蛋白的消耗。

(2)化疗过程中除非有严格限制进水的医嘱要求，化疗后应尽量多喝水以促进化疗药物在体内的代谢，每日饮水量保持在2000~3000mL为宜，并且少量多次喝水。

(3)化疗过程中一般胃肠道的反应较大，因胃肠道功能降低，宜进食半流质和易消化的食物。化疗间期应尽量补充营养，恢复身体功能并为下次化疗做准备。

▮▶ 肝癌放疗患者应注意哪些饮食原则？

虽然放疗和化疗一样会对机体正常的细胞造成损伤，但放疗造成的损伤范围较化疗要小得多；放疗常见的副作用主要有疲倦、恶心和呕吐等。足够的营养支持有助于身体状况的恢复。放疗的饮食同样以高热量、高蛋白质、少油腻为主。

▍▶ 腹腔积液及水肿时应注意哪些饮食原则？

当肝功能不全时，容易产生腹腔积液甚至下肢水肿，此时饮食宜采用低盐饮食及减少水分的摄取，当腹腔积液及水肿较严重时，需要在医生的指导下严格限制钠饮食和水分。

需要注意的饮食原则如下：

（1）采用新鲜的食材，尽量少食用腌制、罐头及速食食品；少用含盐量较高的调料品，如酱油、甜辣酱和番茄酱等。

（2）可以利用特殊风味的食物来增加或改善食物的味道，如甜椒、香菜、蒜和香菇等，尽量选用天然的香料或无盐调料。

（3）水分的控制应视腹腔积液及血钠值而定，如果血钠值低于135mmol/L或当腹腔积液较重时，水分的摄取应控制在 1000~1500 mL，其来源不仅包括饮用水、饮料，还包括食物（如蔬菜、水果、粥）中的水分。

（4）限制水分摄入量时可能会出现口干舌燥的现象，可用水漱口后再将水吐出。

（5）当患者发生腹腔积液时，容易产生饱胀感，造成食欲下降，因此宜少食多餐，尽量避免食用易胀气的食物，多食用体积小、热量高和营养价值高的食物。

▍▶ 发生食管胃底静脉曲张的患者应注意哪些饮食原则？

随着病情的发展，患者可能发生胃肠道静脉曲张，同时也易发生消化道出血，特别是既往有病毒性肝炎、肝硬化的患者，更容易发生消化道出血的现象。此时尤其需要注意不要吃粗糙坚硬的食物，亦应避免食用含有过多骨、刺的肉类，应选择质软、易消化的食物。

饮食中需要注意的有：

（1）当烹调食物时，可采用蒸煮的方式来软化食物，食物宜选用嫩肉、精致的五谷类,蛋白类食物以鱼、蛋和豆腐为宜。

(2)避免食用过冷或过热的食物,太酸、太辣或刺激性大的食物也要避免,同时应少食多餐。

(3)如果上述饮食仍会引起上消化道出血,则应尽量进食流质食物,当有牙龈出血或皮下出血时,可多摄取些富含具有止血及造血功效的维生素 B、维生素 C 和维生素 K 的食物。

▌▶ 癌症患者一般会经历怎样的心理历程?

大多数被确诊为癌症的患者不知道该如何面对自己的病情,而且治疗的过程及预后的好坏都会影响患者的心理状态,其大致分为以下几个阶段。

(1)否认逃避期。"为什么是我?""这种事怎么会发生在我身上?"这是患者在得知自己患癌症初期常见的反应,往往抱有一种讳疾忌医的侥幸心态选择逃避,甚至假装不知道,直到病情加剧、症状恶化后才不得不接受现实,此时有可能已经错过了治疗的黄金期。更有甚者去寻求一些非正规医院的医疗诊断。

(2)愤怒和恐惧期。这一时期常见到患者情绪暴躁、低落,甚至出现自责感及罪恶感,患者仍未正视自己已患癌症的事实,也没去想以后该怎么办。

(3)接受期。经过前面两个时期的挣扎,患者开始逐渐接受自己已患癌症的事实,并开始思考接下来该接受什么样的治疗,此时患者会得到很多来自医生、家人、朋友甚至是病友的建议。然而并不是患者接受自己病情后,身体情况就会越来越好,因为无法预料癌症的进展,再加上治疗过程中所带来的痛苦感及不确定感都会加重患者的恐惧,患者的情绪也会随着病情及治疗的进展起伏不定。而且在这一时期,癌症切除后的复发、症状的加重、疼痛的出现和加剧、家庭经济负担的加重等都会增加患者的思想负担。所以这一时期是患者压力最大的时期,患者甚至会出现绝望和放弃的念头。

(4)适应期。经过前3个时期的心理历程,患者会逐渐学会正确面对疾病,在过去治疗经验的引导下,也能预料到治疗后的一些副作用,如恶心、呕吐、脱发、食欲减退、疼痛或腹腔积液,并能够面对这些不适。但是此时期焦虑和低落的情绪仍存在,因为患者会担心疾病是不是已经难以控制以及自己的努力能否换来较好的治疗效果等,这种复杂的情绪将会始终伴随着患者。

▎▶ 确诊患肝癌后,患者该如何面对?

当确诊患肝癌后,我们建议患者应该:

(1)寻求专业的医疗建议。常常有许多患者听信"偏方"或是其他亲友的建议去尝试一些没有经医学证实的治疗方法,这往往会延误治疗的黄金期,而且不当的用药常会加剧病情的进展,并对肝、肾功能造成损害。所以任何有关治疗的问题,都应该向自己的主治医生咨询。

(2)培养兴趣爱好和维持健康的社交生活。很多癌症患者在得知自己的病情后变得消极低落,放弃自己原本的社交生活和兴趣爱好。患者应该积极培养兴趣爱好和维持健康的社交生活,这样可以获得乐趣和幸福感,从而采取更积极的态度面对病情。

(3)适时地表达情绪。面对癌症及其治疗过程中所带来的焦虑、低落和愤怒等情绪,很多患者选择压抑于心,这对治疗是没有帮助的。适当地表达自己的情绪,彼此沟通,让家人知道内心的想法,必要时可以寻求心理咨询。

▎▶ 当患者确诊肝癌后,需要向医生了解哪些问题?

肝癌的治疗是一个漫长的过程,所以如果被确诊为肝癌,请不要慌张,因为与肝癌的长期斗争才刚刚开始,只有知己知彼,才能战胜肝癌。在这个过程中,患者及家属应该向医生了解以下问题。

(1)肝癌应该如何确诊,是根据病理切片还是根据影像学检查结果?

（2）目前病情处于哪一期，是用的哪一种分期方式？

（3）肿瘤是单发的还是多发的，有没有侵犯大的血管，有没有扩散和转移？

（4）针对病情有哪些治疗方法？医生建议的治疗方式是什么？治疗过程中可能产生的副作用是什么？治疗的总体疗程是什么？

（5）有没有肝炎，肝炎是否需要进行抗病毒治疗，有没有肝硬化；如有肝硬化，现在处于肝硬化的哪一期？

（6）肝功能、凝血功能如何，有没有腹腔积液，还有哪些并发症？

▮▮▶ 当医生提供治疗方案时，应该向医生询问哪些问题？

肝癌不同的分期会有不同的治疗方案。患者应了解相应的适应证，如有多种选择应怎样优中选优。所以当医生提供治疗方案时，应该向医生了解的问题主要有以下几个方面。

（1）医生所提供的治疗方案是属于治愈性治疗（包括肝移植、手术切除）还是属于姑息性治疗（介入治疗）？

（2）如果医生建议的治疗方式不属于治愈性治疗，其原因是什么？

（3）医生所建议的治疗方式疗效怎样，能否将肿瘤清除干净，清除后复发的比例有多高？

（4）医生所建议的治疗方式的副作用有哪些，有什么方式可以减轻这些副作用？

（5）预计治疗疗程有多长？治疗疗程结束后多久需要复查？复查需要做的检查有哪些？

▮▮▶ 当得知肝癌复发时该怎么办？

肝癌容易复发，常常需要反复治疗。肝癌术后两年内复发率最高，术后要定期做肝癌标志物和超声检查，这对早期发现肝癌复发有着重要的意义，一旦发现有复发的肿瘤应给予积极的治疗。肝癌术后还要注意饮食。一定要戒烟、戒酒,避免食用刺激性的食物。

▌▶ 当确诊肝癌后,还需要多方面咨询吗?

确诊肝癌后可在不延误治疗的前提下,到级别更高、医疗条件更好的医院去咨询,在咨询的过程中患者应注意以下问题。

(1)首先应尽量拿到初次治疗的病例复印件及影像学检查结果,如有肝穿刺切片的病理,应尽量拿到病理报告的复印件。

(2)如果服用过药物,应弄清楚原来服用药物的名称及剂量。

(3)向其他医生咨询意见时,不应隐瞒病情,否则重新检查不仅给患者带来不必要的经济负担,还会延误病情。

(4)如果无法得到以上资料,请详细告诉医生,之前医生的诊断及治疗计划是什么,医生得到详细的资料,才能在最短的时间内做出最正确的诊断。

(5)除了肝病外,其他身体的疾病也应该告诉医生,因为非肝脏的疾病也有可能影响医生对于肝癌治疗方法的选择。

(6)多方咨询时,也并非呈现的资料越多越好,应该是经过整理的、分门别类、时间有序和重点突出的病例资料。

第九章 ◀║

肝癌的其他治疗方法

▐▶ 什么是基因检测?

基因检测可以诊断疾病,预测疾病风险以及指导药物的使用。

基因检测是通过血液、其他体液或细胞对检测者的 DNA 进行检测的技术,是取检测者外周静脉血或其他组织细胞,体外扩增其基因信息后,通过特定设备对检测者细胞中的 DNA 分子信息做检测,分析其所含有的基因类型、基因缺陷及其表达功能是否正常的一种方法,从而使人们能了解自己的基因信息,明确病因或预知身体患有某种疾病的风险。

▐▶ 基因检测对于治疗肝癌有哪些好处?

基因检测可以确定基因突变的位点, 一方面通过突变位点可以协助诊断患有肝癌的可能性;另一方面可以通过基因突变位点选择合适的靶向药物进行治疗。

如果使用目前肝癌常用的多靶点靶向药物(如索拉非尼、瑞戈非尼和乐伐替尼),通常不需要进行基因检测。但如果晚期肝癌患者单纯靶向治疗的效果差,需要考虑联合 PD-1/PD-L1 抑制剂的免疫治疗。基因检测能够帮助评估治疗效果,以帮助做决策。在多项靶向免疫治疗均耐药的情况下,基因检测可以帮助患者寻找其他特殊的"靶点",尝试已上市或已进入临床试验的一些单靶点药物,从而获得更多的治疗机会。

▐▶ 什么是肝癌的靶向治疗?

肝癌的靶向治疗是生物技术上的一个突破。靶向治疗是靶向药物以癌细胞为作用靶点,直接抑制或杀死癌细胞。

索拉非尼是第一种在肝癌治疗上应用的小分子多靶点的生物靶向药物。索拉非尼可通过分子机制直接抑制肿瘤细胞增殖,阻断肿瘤新生血管生成,间接抑制肿瘤细胞的生长,从而起到控制肿瘤的作用。

　　舒尼替尼是一个多靶点作用的酪氨酸激酶受体小分子抑制剂,通过干扰信号传导,达到抑制肿瘤细胞分裂和生长的作用。

　　其他靶向药物还包括厄罗替尼、西妥昔单抗和依维莫司等。在靶向药物治疗期间也可配合中药的治疗,以减轻药物产生的副作用,并提高治疗的效果。

▮▮▶ 靶向治疗的有效率有多高?

　　2007年,第一个酪氨酸激酶抑制剂索拉非尼获批用于未能进行手术的肝癌治疗,开启肝癌的靶向治疗新时代。10余年来,作为唯一获批的肝癌靶向药物,索拉非尼的疾病控制率为73%,中位总体生存期为10.7个月。最近几年,随着科技的发展,一些新的肝癌靶向治疗药物相继获得批准,为肝癌患者带来更多的希望。2018年获批的仑伐替尼用于晚期肝癌患者的一线治疗,其疗效数据整体优于索拉非尼,客观缓解率为24.1%,是索拉非尼的2倍多,中位总体生存期为13.6个月,无进展生存期为7.4个月;而中国患者使用仑伐替尼的中位总体生存期优势更加明显,可达15.0个月。

　　此外,肝癌的二线靶向治疗药物包括瑞戈非尼和卡博替尼。对于先前接受过索拉非尼后出现疾病进展的肝癌患者,瑞戈非尼的疾病控制率可达62%,客观缓解率为11%,与安慰剂组对照相比,患者的中位生存期和无进展生存期均能够显著延长2.8个月和1.6个月;另一项临床研究结果显示,卡博替尼用于全身治疗后疾病进展的晚期肝癌患者,可使患者的中位生存期和无进展生存期分别延长2.2个月和3.3个月;而对于先前接受过索拉非尼的患者,卡博替尼的治疗优势更加显著,患者的中位生存期和无进展生存期能够分别延长4.1个月和3.6个月。

▮▮▶ 靶向治疗的不良反应有哪些?

　　靶向治疗常见的不良反应包括:①皮肤。手足综合征、皮疹、瘙痒、毛发脱色或脱发等。②胃肠道。恶心、呕吐、食欲下降和腹泻等。③造血系统。贫血、淋巴细胞及中性粒细胞减少、血小板减少、增加出血风险等。④肝肾功能异常。转氨酶和胆红素升高、脂肪酶和淀粉酶增加、蛋白尿等；还有其他一些不良反应包括高血压、疲劳、虚弱和疼痛等。

▌▶ 如果靶向治疗出现耐药性怎么办？

靶向治疗是进展期肝癌常见的治疗方法，虽然有明确的治疗效果，但在用药一段时间后，很容易产生耐药性。一旦出现一种靶向药物的耐药的情况，可继续更换其他靶向药物进行序贯治疗，或者采用联合治疗的策略，包括靶向药物联合介入治疗、靶向药物联合免疫治疗、靶向药物联合中药治疗等。

联合治疗是未来肝癌治疗发展的必然趋势，多种治疗方法的结合可以弥补各自的不足，最大限度地提高肝癌患者的治疗效果，使更多的肝癌患者生存获益。

▌▶ 肝癌的靶向治疗主要有哪些药物？

目前应用于临床的肝癌靶向药物主要是针对血管内皮生长因子受体（VEGFR）的小分子多激酶抑制剂，主要包括索拉非尼、乐伐替尼、瑞戈非尼、雷莫芦单抗和卡博替尼等。另外，近期经美国食品药品监督管理局（FDA）批准，PD-1 的抑制剂，以及 PD-L1 的抑制剂被批准为肝癌治疗的二线药物，它们分别为纳武利尤单抗、帕博利珠单抗。而且有研究表明，联合应用靶向药物治疗能提高一部分肝癌患者的总体生存期。最新的进展是阿特珠单抗与贝伐单抗联合应用于晚期肝细胞肝癌的患者中，具有更加持久的治疗作用。该组合在 2019 年 7 月获得了FDA 的突破性疗效指定，作为无法手术及晚期肝细胞肝癌的患者的一线治疗。

▶ 索拉非尼治疗肝癌的效果怎么样？

肝癌的首选治疗方案包括手术切除、射频消融和肝移植等，然而上述治疗方案大多针对肝癌早期的患者，而对于晚期肝癌治疗的选择一直是全世界研究的热点。2007年一项由全球多中心发起的随机、双盲、安慰剂对照的3期临床试验结果表明，索拉非尼显著提高晚期肝癌患者的总体生存期，平均延长2.8个月。然而遗憾的是，索拉非尼对晚期肝癌的部分缓解率仅为2%。但索拉非尼一直是晚期肝癌患者唯一有效的全身治疗药物。直到2008年乐伐替尼的3期临床试验发现，晚期肝癌患者口服乐伐替尼或索拉非尼的总体生存期相似，分别为13.6个月和12.3个月。

▶ 索拉非尼治疗肝癌的不良反应有哪些？

临床试验结果表明，患者每日服用800mg索拉非尼总体是可以耐受的。药物主要的不良反应包括手、足的皮肤的发病率约为45.0%；腹泻、脱发、乏力和红疹的发病率为20%~25%。其他的不良反应还包括高血压和食欲下降，发病率分别为18.8%和12.8%。部分患者因为上述并发症需要减量服用，甚至停药。

▶ 瑞戈非尼可用于肝癌的治疗吗？

瑞戈非尼是一种口服的多激酶抑制剂，前期应用于难以治疗的转移性结直肠癌和胃肠道间质瘤。2017年一项由全球多中心发起的随机、双盲、安慰剂对照的3期临床试验结果表明，对于口服索拉非尼耐药或难以耐受的肝癌患者，可改为口服瑞戈非尼，也可以显著延长总体生存时间。具体服用剂量为每日160mg，连续服药21天，休息7天。

▶ 乐伐替尼治疗肝癌的效果如何？

乐伐替尼是一种口服多激酶抑制剂，前期批准用于放射性碘难治性分化型甲状腺癌及进展期的肾癌。2018 年一项由全球多中心发起的随机、索拉非尼平行对照的 3 期临床试验结果表明,对于晚期肝癌患者口服乐伐替尼或索拉非尼的总体生存期相似,分别为 13.6 个月和 12.3 个月。这表明乐伐替尼是针对晚期肝癌患者有效的治疗药物。而且上述研究结果还发现,乐伐替尼在肝癌患者中的无进展生存期、疾病进展时间、客观缓解率等指标优于索拉非尼。

▐▶ 乐伐替尼治疗肝癌的不良反应大吗?

乐伐替尼的口服剂量为体重≥60kg,每日口服 12mg;体重 <60kg,每日口服 8mg,连续每天服药。总体来讲,乐伐替尼的不良反应可以耐受,主要包括高血压、腹泻、食欲减退及体重下降。严重的并发症有肝衰竭、脑出血和呼吸衰竭,约占 2%。约 40% 的患者因上述不良反应无法连续服药,37% 的患者需要减量治疗,而 9% 的患者无法耐受而放弃服药。

口服乐伐替尼应密切监测血压。

▐▶ 阿帕替尼治疗肝癌的效果如何?

阿帕替尼是由我国研发的一种针对血管内皮生长因子受体 2(VEG-FR2)络氨酸激酶的抑制剂,目前批准作为进展期胃癌、胃食管腺癌的三线及后续治疗方案。近期的研究发现,阿帕替尼对肝癌、非小细胞肺癌和乳腺癌等恶性肿瘤亦有疗效。就肝癌而言,有研究表明阿帕替尼的客观缓解率、部分缓解率、疾病稳定率均约为 40%,平均疾病进展时间为 10.4 个月。从服药开始,50% 的患者生存期超过 11.4 个月。但由于缺乏多中心的 3 期临床试验,阿帕替尼在肝癌中的治疗效果还有待进一步证实。

▐▶ 阿帕替尼治疗肝癌的不良反应有哪些?

总体而言,肝癌患者服用阿帕替尼的耐受力可与其他针对血管内受体的靶向药物相似,常见的副作用包括手足皮肤反应、高血压、腹泻、乏力、食欲减退和转氨酶升高等。另外还包括造血系统的相关并发症,如血小板粒细胞的缺乏等。

▍▶ 卡博替尼在什么情况下用于肝癌的治疗?

卡博替尼是一种小分子多激酶抑制剂。目前一项 3 期临床试验表明,晚期肝癌患者服用索拉非尼耐药,或者在接受至少 1 种系统治疗后疾病仍处于进展的患者,可予以口服卡博替尼,能显著延长总体生存期及无进展生存期。目前卡博替尼在美国及欧洲被批准为肝癌的二线治疗药物。

▍▶ 什么是免疫治疗?

近年来,肿瘤的免疫治疗逐渐成为目前临床研究的热点。肿瘤的免疫治疗就是激发特异性免疫反应,增强机体对肿瘤的免疫排斥能力,抑制和杀伤肿瘤细胞,从而降低肿瘤复发和转移的能力。

欧洲肝病研究协会(EASL)以及美国肝病研究协会(AASLD)等制定的国际指南也明确指出,对于晚期肝癌患者,免疫治疗可以选择作为一种有效的治疗手段。肝癌的发生、发展及远处转移机制十分复杂,其中免疫功能紊乱是一个重要因素。而多种免疫效应机制能够靶向肿瘤细胞,从而激发机体对肿瘤细胞的免疫应答,主要的药物是指 PD-1 和 PD-L1 抑制剂。

▍▶ 免疫治疗的原理是什么?

肿瘤患者身体内的很多肿瘤细胞有一种强大的本领,它们可以通过"化装",藏身于众多人体正常的细胞中,使我们体内免疫细胞找不到肿瘤细胞,从而导致肿瘤细胞在体内不断增殖。这个过程是肿瘤细胞实现"免疫逃避"的重要环节。而 PD-1 抑制剂具有一种神奇的本领,它一旦进入人体,就会阻断肿瘤细胞"免疫逃避"的这个环节,破坏肿瘤细胞为自己设置的"伪装",使免疫细胞准确地找到肿瘤细胞,并对其实施致命性的打击。可以说 PD-1 抑制剂这类药物并不是直接攻击肿瘤细胞,而是通过调动人体的免疫系统,唤醒人体的免疫细胞来杀死肿瘤细胞。

▶ 什么是生物治疗?

生物治疗是一个广泛的概念,涉及一切应用生物大分子进行治疗的方法,其种类很多。从操作模式上可分为非细胞治疗和细胞治疗。生物治疗是继手术、放疗和化疗后发展起来的第四类癌症治疗方法,系利用和激发机体的免疫反应来对抗、抑制和杀灭肿瘤细胞。

▶ 肝癌生物治疗的现状如何?

国内外已广泛开展生物治疗,涉及免疫治疗(细胞因子、过继性细胞免疫、单克隆抗体和肿瘤疫苗)、基因治疗、内分泌治疗、干细胞治疗等多个方面。目前,大多数生物治疗方法或技术尚处于研发和临床试验阶段,小部分已应用于临床。一些单中心的小规模临床试验结果表明,生物治疗可提高患者的生活质量以及减少术后复发率。

与乙型肝炎病毒相关的肝癌患者进行根治性切除术后,长期应用 INF-α 辅助治疗,可以有效地延缓和降低复发率,同时也起到抗病毒的作用。一般认为,适当应用胸腺素 α1 和 IL-2 可以增强免疫功能,提高辅助抗病毒和抗肿瘤的作用,有助于降低术后复发和改善生活质量。

目前用于肝癌过继性细胞免疫治疗的免疫活性细胞主要是细胞因子诱导的杀伤细胞(CIK)和特异杀伤性的 T 淋巴细胞(CTL)。CIK 细胞治疗对于清除残余肿瘤、降低抗肿瘤毒副作用和改善生活质量有较好疗效。国家市场监督管理总局已批准 ^{131}I- 美妥昔单抗注射液用于治疗肝癌,但需要扩大病例数,并进一步观察,以获得更确切的证据,尚不推荐作为常规治疗。肝癌疫苗和基因治疗正在进行临床试验中,其中树突状细胞(DC)疫苗受到较多关注。生物治疗和化疗等综合治疗模式显示出良好的效果和耐受性,但仍然缺乏大规模、多中心协作研究的证据。由于生物治疗开展随机对照的大规模临床试验研究难度大,循证医学证据还不充分,不推荐作为常规治疗,但可作为辅助治疗或在不能手术的情况下进行治疗。

免疫治疗和细胞生物治疗一样吗?

细胞生物治疗是采集人体自身免疫细胞,经过体外培养,使其数量成千倍增加,以增强杀伤力,然后再回输到人体来杀灭血液及组织中的病原体、癌细胞以及突变的细胞,打破免疫耐受,并激活和增强机体的免疫能力,兼顾治疗和调解的双重功效。

细胞生物治疗的方法有:细胞因子诱导的杀伤细胞(CIK)疗法、树突状细胞疗法、API 生物免疫治疗、DC+CIK 细胞疗法、自然杀伤细胞(NK)疗法和 DC-T 细胞疗法等。其与当前以 PD-1/PD-L1 抑制剂为主流的免疫治疗有本质性的不同。

免疫治疗有哪些不良反应?

免疫治疗带来的一系列不良反应统称为"免疫相关不良事件"(缩写为 irAE)。国际各大医学组织,包括中国临床肿瘤学会(CSCO)的专家组,先后出台针对免疫治疗不良反应的相关指南,为临床实践提供指导。PD-1 的相关副作用可以分为常见和罕见两种,常见不良反应包括皮肤毒性、胃肠道毒性、肝毒性、肺毒性和内分泌毒性;罕见不良反应包括心血管毒性、血液毒性、肾毒性、神经毒性、眼毒性和骨骼肌肉毒性等。其中免疫性心肌炎和免疫性肺炎,虽然发病率不高(严重不良反应发病率低于 1%),但其一旦发生,则发展迅速,甚至可能会致死。

▌▶ 如何监测免疫治疗的不良反应？

免疫治疗的不良反应几乎影响每一个器官。针对免疫治疗目前仍缺乏经过临床验证的个性化检测的生物标志物，因此，接受肝癌免疫治疗的高风险患者应由专门的多学科小组定期监测与治疗相关的并发症，如皮疹、瘙痒、白癜风、结肠炎、甲状腺功能障碍、葡萄膜炎、急性间质性肾炎等。值得注意的是，由于免疫性心肌炎和免疫性肺炎常可危及生命，且常发生于治疗过程的早期（81%的此类不良反应发生于治疗开始后的中位 34 天），因此建议接受免疫治疗的患者，一旦出现任何心脏功能不全、胸部不适或呼吸窘迫等现象，都应立即进行全面的心肺评估。

▌▶ 免疫治疗的不良反应应该怎样处理？

目前已有多个关于免疫治疗不良反应处理的指南发布，包括欧洲肿瘤内科学会（ESMO）的指南、美国癌症免疫治疗协会（SITC）的指南以及美国国家综合癌症网络（NCCN）的指南等。这些指南为大多数常见的免疫治疗不良反应提供全面通用的治疗法则，根据不良反应的严重程度，可能需要暂停免疫治疗，甚至永久停药。针对危及生命的严重不良反应，应及时对症处理，以平稳病情为第一目标。

▌▶ 什么是免疫治疗后的超进展？

免疫治疗后的超进展是在免疫治疗后的肿瘤进展满足以下 3 个条件：①在免疫治疗中，肿瘤进展事件小于 2 个月；②肿瘤负荷相比于基线期增长（TGR）超过 50%；③免疫治疗后肿瘤生长速度超过之前速度的 2 倍以上。

免疫治疗后的超进展表现为使用免疫药物短期内出现高于既往肿瘤生长速度的暴发性进展，此类患者的预后极差。超进展可以视作对免疫治疗的原发性耐药,其机制涉及肿瘤细胞本身及细胞外的多个方面。超进展的发病率在不同类型的肿瘤及不同报道中有较大的差异,其发病率为4%~29%。明确超进展的预测因素有助于避免不必要的治疗成本,以减少不良反应并改善预后。

� 免疫治疗的有效率有多少?

经临床研究证实,以 PD-1 单抗为代表的免疫治疗对肝癌有较好的疗效。有研究表明,对于靶向药物索拉非尼治疗耐药的晚期肝癌患者,纳武利尤单抗(简称"O 药"),其客观缓解率可以达到16%~19%。2018年美国临床肿瘤学会(ASCO)公布的数据提示,靶向药物仑伐替尼联合免疫药物 Keytruda(简称"K 药"),治疗晚期肝细胞肝癌的患者,客观缓解率在35%以上。

▎肝癌免疫治疗的药物有哪些?

PD-1 和 PD-L1 抑制剂是当前全世界备受瞩目、广为研究的新一代肝癌免疫治疗药物,旨在充分利用人体自身的免疫系统抵御、抗击癌症。从 2014 年第一个 PD-1 单抗在美国上市以来,它们就以超级黑马的姿态横扫各种世界性肿瘤论坛,陆续获批多种肿瘤适应证。2017 年 9 月,FDA 批准 PD-1 单抗"O 药"用于索拉非尼耐药的肝癌患者。2018 年 11 月,另一个 PD-L1 单抗"K 药"获得 FDA 批准用于索拉非尼耐药的晚期肝癌治疗。

除进口 PD-1 单抗"O 药"和 PD-L1 单抗"K 药"之外,国内目前批准上市的免疫治疗药物有信迪利单抗(商品名:达伯舒)和特瑞普利单抗。2018 年 CSCO 会议发布的 I 期临床试验研究显示,信迪利单抗在晚期肝细胞肝癌表现出与进口"O 药""K 药"相似的疗效特征,且总体的安全性和耐受性良好,严重免疫相关不良事件的发病率低。另外,其他国产的 PD-1 抑制剂也正在临床试验中(如恒瑞的卡瑞丽株单抗、君实的特瑞普利单抗和百济神州的 PD-1 抑制剂），有望加入肝癌的免疫治疗中。

靶向药物与抗血管生成药物联用也是有潜力的治疗，如阿特珠单抗（简称，"T 药"）与贝伐单抗联合应用可对晚期肝细胞肝癌患者有更加持久的治疗作用。在 2019 年 7 月获得 FDA 的突破性疗效指定，作为无法手术及晚期肝细胞肝癌患者的一线治疗。

▌▶ 肝癌免疫治疗的效果如何？

以纳武利尤单抗为例，从已经公布的研究数据来看，有大约 2/3 的肝癌患者在使用此药物后，肿瘤达到疾病稳定并不再生长；约有 1/5 的患者，肝脏肿瘤出现缩小；更有个别患者，肿瘤达到了完全消失，而且长期不再复发。此外，研究还表明，不论肝癌患者是否感染过乙型肝炎病毒或者丙型肝炎病毒，也不论肝癌患者之前有没有接受过其他药物治疗，其使用纳武尤利单抗的效果均十分相似。

▌▶ 如果免疫治疗出现耐药的情况怎么办？

一般来说，对免疫治疗有效的患者疗效较持久。针对不同的耐药机制，包括免疫治疗联合其他治疗在内的多项研究正在开展。现有治疗措施包括更换同类型其他免疫治疗抗体、其他类型免疫治疗抗体、与其他类型免疫治疗抗体联用、联合靶向药物、联合介入治疗和联合放疗等。免疫治疗的联合模式越来越多。相信通过联合治疗手段，免疫治疗的耐药问题将不断改善。

▌▶ 免疫治疗会不会促进肿瘤进展？

免疫治疗作为抗肿瘤治疗的新型武器，以其"高效、低毒、持久获益"的特点，已取得诸多喜人的疗效。多项研究表明，免疫治疗单药或联合治疗晚期肿瘤患者，可以提高患者的无进展生存期，改善生活质量，部分患者甚至能获得长期缓解。免疫治疗对大部分肝癌患者安全有效，极少数个例会出现超进展的情况,且不同报道中有较大差异。

▮▶ 放疗可以和免疫治疗联合使用吗?

放疗是利用高能粒子射线对肿瘤组织照射,使肿瘤内的癌细胞死亡,同时释放出大量的抗原,这种抗原会招募 T 细胞从肿瘤的表面进入瘤内,将"冷"肿瘤经过放疗后变成"热"肿瘤,使原本没有 CD8 阳性细胞的患者拥有 CD8 阳性细胞。而免疫治疗通过促进抗原呈递、减少肿瘤微环境中的免疫抑制因素而增强肿瘤特异性免疫效应,两者结合可以进一步增强肿瘤的特异性免疫效应。放疗与全身免疫系统之间的相互调节作用,使放疗与免疫联合治疗成为可能,且在大量临床前期试验中取得显著的疗效。

▮▶ 靶向治疗联合免疫治疗的效果如何?

单一的靶向和免疫治疗的有效率低,联合治疗才是趋势。临床前研究证实,抗血管生成治疗可以改善肿瘤的微环境。以帕博利珠单抗联合仑伐替尼为例,治疗不可切除肝细胞肿瘤的安全性和疗效的研究发布更新报道,使用联合治疗方法达到了 50% 的有效率和 93.3% 的控制率,中位无进展生存期为 9.7 个月,6 个月生存率和 12 个月生存率分别为 83.3% 和 59.8%,为晚期肝癌患者带来新的希望。

▮▶ 靶向治疗联合免疫治疗有哪些副作用?

从已有的临床经验来看,靶向治疗联合免疫治疗肝癌还是比较安全的,严重不良反应发病率很低。其中,比较常见的不良反应包括:高血压、皮疹、皮肤瘙痒、腹泻、食欲下降、疲劳乏力、体重减轻、恶心和口干等;此外还有甲状腺功能异常、肾上腺功能异常、心肌细胞受损等。在血液检查中,可以观察到部分患者出现转氨酶的升高、脂肪酶和淀粉酶的升高等。总体来说,不良反应还是在可控和可接受的范围内。

▌▶ 靶向治疗和免疫治疗可以联合使用治疗肝癌吗？

靶向治疗是在细胞分子水平上，针对已经明确的致癌位点的治疗方法。临床前研究证实，靶向治疗可以改善肿瘤的微环境，增强 PD-1 和 PD-L1 抑制剂抗肿瘤的敏感性，继而提高其疗效。靶向治疗联合免疫治疗可取得协同治疗肿瘤的效果。目前已有临床试验取得喜人的结果，同时多项不同方案的肝癌靶向治疗和免疫治疗的临床研究正在开展，其中的靶向治疗多指抗血管生成治疗。

▌▶ 免疫治疗可以和介入治疗联合使用吗？

有效率低是免疫治疗单药治疗中普遍存在的问题，联合介入治疗是增加免疫治疗获益人群的关键。研究显示，介入治疗可使 PD-L1 的表达增加，激活或增强 T 细胞应答，而免疫联合介入治疗则具有协同作用。从理论到研究均证实免疫治疗联合介入治疗的可行性和有效性。目前，经导管肝动脉栓塞化疗已成为 BCLC B 期肝癌患者的标准治疗，综合、精准是肝动脉栓塞化疗发展的新态势；而在免疫治疗方面，PD-1 和 PD-L1 抑制剂治疗肝癌已取得一定的进展，联合介入治疗模式也已经取得了不错的成果。

第十章 ◀▮▮

肝转移癌

▮▶ 哪些恶性肿瘤容易转移到肝脏?

恶性肿瘤转移到肝脏,常见的如结直肠癌、胃癌和胰腺癌等。由于胆囊位于紧靠肝脏的胆囊窝中,因此胆囊癌也很容易直接侵犯肝脏。此外,肺癌和乳腺癌等也是较常见的向肝脏转移的恶性肿瘤。

▮▶ 结直肠癌肝转移属于晚期吗?

结直肠癌肝转移是通过血液系统转移至肝脏并在肝脏内生长的。结直肠癌肝转移不同于肝癌,其细胞生物学行为类似于结直肠癌细胞。结直肠癌肝转移属于晚期肿瘤,但是结直肠癌与其他肿瘤的转移不同,其肝转移是一种特殊状态,多数情况下可能仅局限于肝转移,不伴有其他位置的转移。通俗地说:结直肠癌出现肝转移,并不意味着一定会有其他位置的转移,只要手术能切除肝脏转移的部分,部分患者可以获得与没有肝转移类似的治疗效果。

▮▶ 结直肠癌肝转移应如何治疗?

结直肠癌患者发现肝转移后,根据肝内转移病灶的数量、大小和部位的不同,采取相应不同的治疗方法,如手术切除、射频消融、肝动脉栓塞化疗、化疗和放疗等。虽然手术切除肝转移灶效果较好,但可获得手术治疗的患者仅占初诊结直肠癌肝转移患者的 5%~10%。大多数患者由于肝转移灶太大或者其他原因,只能先接受化疗,若经过化疗后肝转移灶缩小,则可获得手术切除肝转移灶的机会,其生存机会可与直接手术的患者一样。目前化疗分为普通化疗和靶向治疗,靶向治疗药物主要有贝伐单抗和西妥昔单抗。

▮▶ 乳腺癌肝转移可以手术吗?

对于转移灶数目小于或等于 5 个,无肝外转移或者肝外转移控制良好的患者,手术切除可有效延长生存期。对于无法接受手术切除的患者,肝动脉灌注化疗及栓塞可提高对肝转移的局部控制率和有效率。

▌▶ 胃癌肝转移可以手术吗?

没有腹膜转移及胃癌病灶无血管及淋巴管侵犯的患者,可考虑进行肝脏病灶切除术。如位于肝脏一叶的转移灶或直径小于 4cm 的转移灶及肝脏孤立病灶等情况,可进行手术切除,但术后需要进行辅助化疗。射频消融作为手术的替换手段,主要可作为手术存在难度的晚期胃癌患者的姑息性治疗。对于肿块直径小于 3cm 的患者,射频消融摧毁率可达 90%。肝动脉灌注化疗及栓塞主要用于治疗不可手术切除的肝脏转移病灶,且毒副作用较小。

▌▶ 胰腺癌肝转移应如何治疗?

对于胰腺癌肝转移的外科治疗,2018 年最新的 NCCN 指南并不推荐行减瘤手术。但如果出现肿瘤相关并发症,例如,胆道梗阻或上消化道梗阻,当患者无法成功置入支架或置入支架后再发梗阻时,可考虑行姑息性旁路手术,以解决黄疸或是消化道梗阻。

肝动脉栓塞化疗是多种实体肿瘤肝转移的重要局部治疗方法。对于那些不宜手术或者不愿意手术、接受其他治疗方法或术后复发的患者,肝动脉栓塞化疗可作为可选方案之一。

化疗是胰腺癌肝转移的最主要的治疗方式之一,目前,晚期胰腺癌尚无统一的一线化疗方案。2018 年最新的 NCCN 指南推荐:吉西他滨(GEM)+ 白蛋白结合型紫杉醇(ABX)、FOLFIRI-NOX 方案以及若干 GEM 为主的方案作为胰腺癌肝转移的一线化疗方案。其中,GEM+ABX 和 FOLFIRI–NOX 方案是指南推荐度较高的两种主流方案。

放疗对大多数胰腺癌而言,对放射线的敏感性较低,是一种局部的姑息性治疗。对于交界可切除和局部晚期的胰腺癌,放疗联合化疗的治疗方法可延长患者的生存期。

▮▶ 肺癌肝转移应如何治疗？

立体定向放疗适用于肝转移病灶数目不超过 5 个，且肿瘤直径小于 6cm 的患者。

射频消融是通过物理加温造成肿瘤坏死，其优点是安全、简便和创伤小，有些肿瘤患者可获得良好的治疗效果。超声或腹腔镜引导下的射频消融是治疗不能手术切除肝转移病灶的重要方法。

全身化疗是肺癌肝转移患者的一线治疗方案，同时可联合靶向治疗。

▮▶ 间质瘤肝转移应如何治疗？

间质瘤肝转移手术指征目前尚无统一标准。可借鉴的经验是：肿瘤能够完全切除，残留肝的功能能够满足患者的生命需求。患者一般情况能够耐受手术的，应积极行手术治疗。间质瘤肝转移根治性切除仍然是手术切除应该遵循的原则，术中应避免挤压肿瘤而引起破裂，并减少肿瘤播散种植的机会。

对于传统治疗方法失败且无法手术切除的间质瘤肝转移患者，肝动脉栓塞化疗是安全有效的治疗选择之一。

▮▶ 胰腺神经内分泌肿瘤肝转移应如何治疗？

胰腺神经内分泌肿瘤肝转移治疗的手术方式主要有根治性切除手术、减瘤手术以及肝移植。对于 G1 和 G2 级无肝外转移的 I 型肝转移患者，肿瘤负荷较小，首选根治性手术切除。根治性切除范围包括原发病灶和全部肝转移病灶，并进行足够的淋巴结清扫，必要时扩大切除原发病灶累及的血管和邻近器官。对于 G1 和 G2 级肝转移患者，因肝脏弥漫多处转移而无法行根治性切除时，为减轻肿瘤负荷或控制功能性 pNENs 激素过度分泌产生的症状，可考虑行减瘤手术。

▋▶ 卵巢癌肝转移应如何治疗？

手术治疗可以明显改善卵巢癌肝转移患者的预后，肝脏部分切除术对于减少肿瘤负荷的意义明显。卵巢癌肝转移的治疗原则首先是获取最大的手术效果，即尽可能完全地切除肿瘤细胞，这是延长患者生存期和改善预后的关键。

卵巢癌肝转移的治疗强调综合治疗，对于无法行肝转移灶切除术的患者应积极行非手术治疗。非手术治疗手段包括：全身化疗、局部消融技术、肝动脉栓塞化疗、无水酒精注射，以及靶向治疗等。

第十一章

肝癌新药的临床试验

▮▶ 什么是临床试验?

临床试验是指任何在人体(患者或健康志愿者)进行药物的系统性研究,以证实或揭示试验药物的作用、不良反应和(或)试验药物的吸收、分布、代谢和排泄,目的是确定试验药物的疗效与安全性。临床试验一般分为Ⅰ、Ⅱ、Ⅲ、Ⅳ期临床试验。

Ⅰ期临床试验:初步的临床药理学及人体安全性评估试验。观察人体对于新药的耐受程度和药代动力学,为制订给药方案提供依据。

Ⅱ期临床试验:治疗作用初步评估阶段。其目的是初步评估药物对目标适应证患者的治疗作用和安全性,也包括为Ⅲ期临床试验研究设计和给药剂量方案的确定提供依据。此阶段的研究设计可以根据具体的研究目的,采用多种形式,包括随机盲法对照临床试验。

Ⅲ期临床试验:治疗作用确证阶段。其目的是进一步验证药物对目标适应证患者的治疗作用和安全性,评价利益与风险的关系,最终为药物注册申请获得批准提供充分的依据。试验一般应为具有足够样本量的随机盲法对照临床试验。

Ⅳ期临床试验:①新药上市后由申请人自主进行的应用研究阶段。其目的是考察在广泛使用条件下药物的疗效和不良反应;②评价在普通或者特殊人群中使用的利益与风险关系;③改进给药剂量等。

▮▶ 临床试验的检查和用药是不是免费的?

对于Ⅰ、Ⅱ、Ⅲ期临床试验,入组后,临床试验所需要的检查、治疗、试验药物和对照药物是免费的,但并不包括在治疗时的住院费和护理费等。Ⅳ期临床试验为上市后的开放试验,一般均需要患者自费,但有些试验药品有赠药程序,具体流程可咨询试验负责人员。

▶▶ 参加临床试验一定能够用到真药吗？安慰剂是什么？

　　临床试验分为开放和盲法。开放试验包括单臂或试验组和对照组(已上市药物)，盲法试验包括试验组和对照组(安慰剂)，所以参加临床试验不一定能用到真药，但如果参加开放试验，符合要求后可以用到试验药或者对照药。

　　安慰剂是指没有药物治疗作用的药物，如葡萄糖、淀粉等，但形状与真药一样。安慰剂本身没有任何治疗作用。但可以让受试者产生积极的心理暗示，改善其生活状态。

▶▶ 目前有哪些针对肝癌的临床试验？

　　特瑞普利单抗联合仑伐替尼对比仑伐替尼单药一线治疗晚期肝细胞肝癌的前瞻性、随机、对照、双盲、全国多中心的Ⅰ~Ⅱ期注册临床研究。

　　(1)信迪利单抗联合 IBI305 对比索拉非尼用于晚期肝癌一线治疗的有效性和安全性的随机、开放、多中心研究(ORIENT-32)。

　　(2)一项评估 BLU-554 在肝癌患者中的安全性、耐受性、药代动力学、药效学和初步疗效的Ⅰ期研究。

　　(3)扩增活化的淋巴细胞(EAL)在复发风险高的原发性肝癌外科根治性切除术后预防复发的有效性和安全性的多中心、随机、开放的Ⅱ期临床研究。

　　(4)甲磺酸阿帕替尼用于肝癌手术后的高危复发人群辅助治疗的真实研究。

　　(5)一项在根治性肝切除术或消融术后处于复发风险高的肝癌受试者中，比较纳武利尤单抗辅助治疗和安慰剂的Ⅲ期、随机、双盲、对照临床研究等。

防癌抗癌新媒体科普平台

一、网站

1.中国抗癌协会：

http://www.caca.org.cn/

2.中国抗癌协会肿瘤防治科普平台：

https://www.cacakp.com/

3.中国抗癌协会神经肿瘤专业委员会：

http://www.csno.cn/

4.甲状腺肿瘤网：

http://www.thyroidcancer.cn/

5.中国抗癌协会肿瘤标志专业委员会：

http://tbm.cacakp.com/

6.中国肿瘤营养网（中国抗癌协会肿瘤营养专业委员会）：

http://cancernutrition.cn/ainst-1.0/

7.中国抗癌协会肿瘤心理学专业委员会：

http://www.hnca.org.cn/cpos/

二、新媒体平台

1.中国抗癌协会官方 APP

2.中国抗癌协会科普平台（微信公众号）

3.中国抗癌协会科普平台（今日头条） 4.中国抗癌协会科普平台（微博）

5.中国抗癌协会科普平台（学习强国） 6.中国抗癌协会科普平台（人民日报）

7.中国抗癌协会科普平台（网易新闻） 8.中国抗癌协会科普平台（新华网客户端）

9.中国抗癌协会肿瘤防治科普平台 10.中国抗癌协会科普平台（人民日报健康客户端）

11.CACA 肿瘤用药科普平台 12.CACA 早筛科普平台

与医生一起
做家庭健康卫士

我们为阅读本书的你，提供以下专属服务

用药指南
随时查询药品说明书
及注意事项

交流社群
寻找一起阅读的
朋友

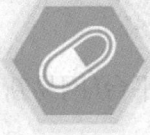

读书笔记
边读边记，好记性
不如烂笔头

在线复诊
在家中与医生对话，
进行在线复诊

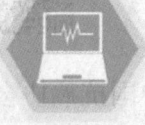

扫码获取健康宝典